RECLAIMING YOUR BODY:

NOTES FROM THE DOCTOR

Emotional Health & Weight Management

鲍英善　张欣怡　张茂楠　著

体重革命——医生手记

医学科普丛书

情绪与体重管理

大连理工大学出版社
辽宁科学技术出版社

图书在版编目（CIP）数据

情绪与体重管理 / 鲍英善，张欣怡，张茂楠著. 大连 ：大连理工大学出版社 ；沈阳 ：辽宁科学技术出版社，2025. 8. --（体重革命 ：医生手记 / 曲鹏主编）. -- ISBN 978-7-5685-5916-4

Ⅰ. R161

中国国家版本馆 CIP 数据核字第 2025DG2934号

情绪与体重管理
QINGXU YU TIZHONG GUANLI

出 版 人: 苏克治
策划编辑: 苏克治　顾　丰
责任编辑: 邵　婉　李舒宁
责任校对: 李宏艳
封面设计: 周　洁

出版发行: 大连理工大学出版社
（地址: 大连市软件园路80号，邮编: 116023）
电　　话: 0411-84707410　0411-84708842（营销中心）
0411-84706041（邮购及零售）
邮　　箱: dutp@dutp.cn
网　　址: https: //www.dutp.cn

印　　刷: 大连图腾彩色印刷有限公司
幅面尺寸: 145mm × 208mm
印　　张: 5.25
字　　数: 111千字
版　　次: 2025 年 8 月第 1 版
印　　次: 2025 年 8 月第 1 次印刷
书　　号: ISBN 978-7-5685-5916-4
定　　价: 58.00 元

《体重革命——医生手记》编委会

前言

世界卫生组织将健康定义为：不仅是没有疾病和不虚弱，还要有完整的生理、心理状态和良好的社会适应能力。体重作为判断健康的重要指标，不仅是生理健康的反映，同样也受到心理的影响。许多人在体重管理的过程中，都经历过情绪带来的困扰，如担忧、焦虑、沮丧等，它们或让减重的开始变得困难重重，或使计划的执行变得艰难，甚至最终导致报复性的体重反弹。在“体重管理”这一全民健康议题日益受到关注的背景下，本书旨在从心理学视角出发，探讨情绪与体重之间的关系，并提供实用的心理调适方法与科学减重策略。

全书分为五部分。第一部分梳理了体重管理中常见的心理困境与挑战，第二部分聚焦于如何通过识别和管理情绪来实现更健康的饮食，第三部分帮助大家学会处理负面情绪背后的认知陷阱，第四部分主要关注在减重过程中的行动问题，第五部分着重于探讨通过人际系统助力体重管理。

除了分析体重背后的心理机制，本书还提供了具体可行的解决方案，帮助读者在减重过程中保持积极心态，找到健康的情绪调节方式，实现身心协调的整体提升，迈向健康的生活。

著　者

2025 年 6 月

目录

第一章　为什么减重总让人情绪低落？/ 001

第二章　照顾好你的情绪："管住嘴"的秘诀 / 025

第三章　识别大脑的认知把戏：塑造减重的合理心态 / 081

第四章　用行动构建情绪稳定的减重系统 / 109

第一章

为什么减重总让人情绪低落?

第一节

情绪与减重的共生困境

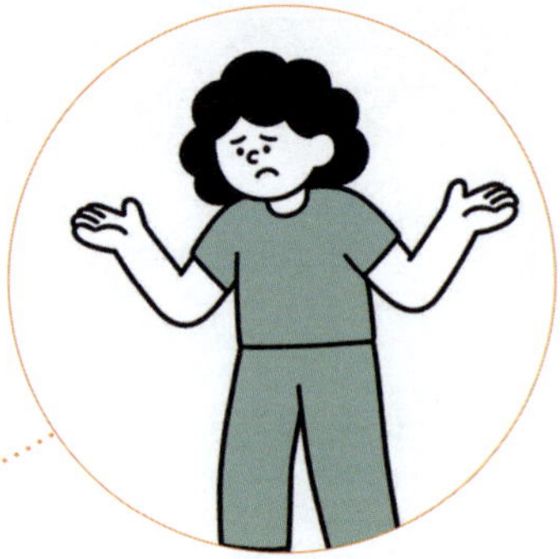

在减重的旅程中，情绪与我们如影随形，它就像一个甩不掉的“跟屁虫”，和减重目标紧紧绑在一起，形成了一种让人头疼不已的共生困境。这种困境可不是简单的谁先谁后的问题，而是像一团乱麻，相互纠缠、彼此影响，编织成一张大网，把无数想要减重的人都困在了里面。

一、情绪波动与脂肪堆积

情绪对体重的影响不容小觑，而且特别隐蔽，很多人都没意识到这个问题。当我们长时间被焦虑、抑郁、压力这些负面情绪笼罩的时候，身体里的内分泌系统就会像多米诺骨牌一样，发生一连串的变化。

在这里面，皮质醇这个“压力激素”扮演了重要角色。皮质醇是一种会促进脂肪储存的激素，尤其容易导致腹部脂肪堆积。美国压力研究所就做过研究，发现如果长期处于情绪压力下，肾上腺皮质就会不停地分泌皮质醇。皮质醇一多，就会直接作用于脂肪细胞，刺激它们合成更多的脂肪，还会改变脂肪在身体里的分布。具体而言，皮质醇会让胰岛素的敏感性降低，导致血糖水平升高，身体就会把这些多余的糖分存起来，使得脂肪储存增加。同时，它还会引发瘦素的抵抗。瘦素能调节我们的食欲和新陈代谢，瘦素少了，人就容易胃口大开，尤其是看到高热量、高脂肪的食物，便会驻足不前。在笔者的咨询者中有一名企业高管，他回忆自己体重变胖的过程是从初中就有了迹象，中考前体重两个月涨了 2.5 kg，高考前体重涨了 4 kg，后来考研时他在 3 个月内涨了 5.5 kg，这就是压力导致的。压力越大就越容易让我们焦虑，不知不觉就吃了好多甜食和油炸食品，身体代谢也会变慢，时间一长，体重就像吹气球似的涨上去。

除了对食欲和代谢的直接影响，情绪波动还会干扰人体正常的生物钟节律，而生物钟则与睡眠质量息息相关。睡眠就像是身体的充电站，优质的睡眠能让身体机能得到有效恢复和调整。然而，当情绪出现问题时，这个充电站也会陷入混乱。研究发现，长期睡眠不足会使体内的饥饿素水平升高，瘦素水平降低。这种激素失衡就像是打开了食欲的闸门，进一步刺激人们产生进食的欲望，从而增加了肥胖的风险。例如，那些经历情感创伤的人，他们的内心如同经历了一场暴风雨，常常会出现失眠、多梦等睡眠问题，在这种情况下，他们的身体和心理都处于一种脆弱的状态，食欲也随之紊乱，体重也随之增加。

二、受挫与情绪低落的恶性循环

就算你已经下定决心开始减重了，情绪也可能会出来“捣乱”，成为通往成功路上的绊脚石。负面情绪就像个无形的腐蚀剂，悄悄地把我们减重的意志力给侵蚀了。当我们情绪低落的时候，大脑里负责理性决策和自我控制的前额叶皮层活跃度就会下降。而和情绪、冲动相关的边缘系统却变得特别活跃。这种情况使得我们面对美食的诱惑时，很难控制住自己，原本定好的严格饮食计划，一下子就会功亏一篑。

在心理学中有一种“情绪性进食”现象，主要是指人们通过吃东西来缓解情绪，而不是因为真正的生理饥饿。就拿焦虑情绪来说，焦虑的时候，人为了让自己心里好受点儿，就会本能地想吃东西来安慰自己。这种就是典型的情绪性进食，这种进食不是身体真的需要食物，而是一种心理上的补偿。有研究表明，情绪性进食者吃完东西后会觉得特别愧疚，但是下一次遇到负面情绪时，还是会继续这么吃，就这么陷入一个恶性循环里。

在减重过程中，平台期体重停滞不前或者体重反弹就像是两座难以逾越的大山，极易引发负面情绪的爆发。减重者投入了大量的时间和精力，甚至放弃了自己喜爱的美食，坚持运动和控制饮食，当他们看不到预期的体重下降时，失望、沮丧、自我怀疑等情绪就会迅速蔓延。这些负面情绪就像沉重的枷锁，进一步削弱了他们的减重动力。曾经规律的训练计划开始被打乱，运动频率逐渐降低，

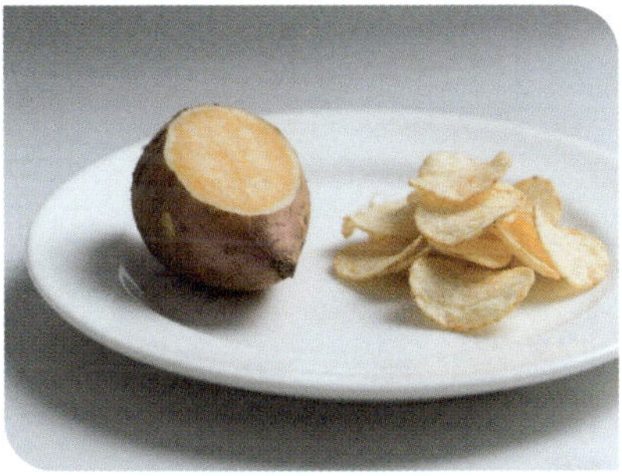

饮食控制也变得松懈。有一名读者在给笔者的邮件中，就提到自己是坚持健身半年的减重者，在遇到平台期体重停滞不前时，内心的希望之火逐渐被熄灭。他开始放弃规律训练，重新回到高热量饮食的状态，体重也随之反弹，就这样陷入了“减重失败——情绪崩溃——自暴自弃”的恶性循环之中。

在这场情绪与减重的身心博弈中，减重者就像是在波涛汹涌的大海中航行的船只，不仅要对抗身体对美食的渴望和行动困难这两股强大的水流，还要抵御内心情绪的狂风暴雨。情绪问题如果得不到解决，减重之路就会像布满荆棘的小路，充满了坎坷和挫折；而减重的不顺利，又会让情绪的负担像雪球一样越滚越大。这种共生困境让许多减重者陷入了“越减情绪越低落，情绪越低落越难减”的怪圈。

想要打破这一困境，我们必须认识到情绪与减重是一个不可分割的整体。单纯关注体重数字而忽视情绪问题，注定会失败。只有正视情绪，学会与情绪和解，找到健康的情绪宣泄和调节方式，同时采用科学合理的减重方法，关注身体和心理的双重需求，才能在这场身心博弈中取得胜利，真正实现“减重情绪不低落”的目标。

打卡手账

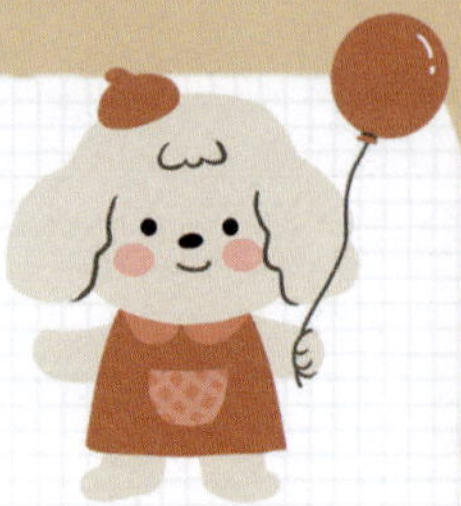

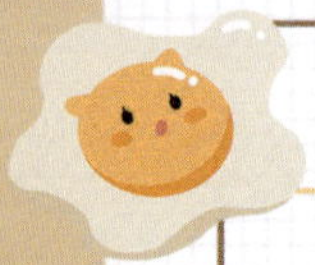

第二节

减重中的“心理陷阱”

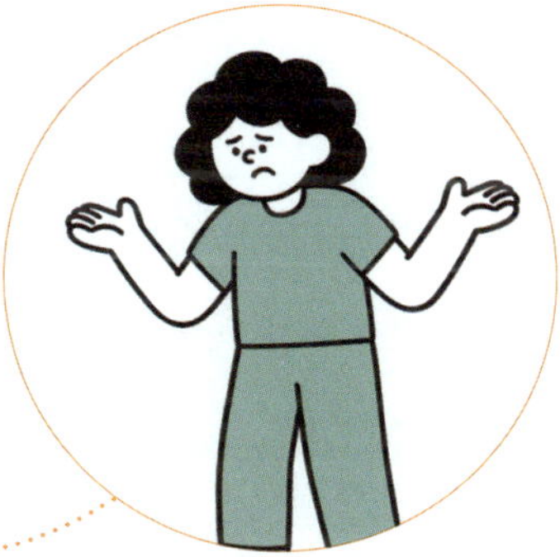

在减重的道路上，人们常常陷入一些心理陷阱，这些陷阱不仅让减重变得更加困难，还会导致情绪上的困扰，让人情绪低落。以下是四种在减重过程中常见的心理陷阱。

一、完美主义陷阱

很多人在减重时会抱着“必须完美”的心态，制订了极其严苛的计划：每天只能摄入固定的低热量食物，必须完成高强度的运动，稍有偏差就认为自己“失败”了。这样的减重者在一次聚餐中多吃了几口甜品，就可能会立刻产生“我已经失败了”的想法，从而放弃整个减重计划。这种极端的思维方式会导致人们在面对小的挫折时，容易产生强烈的自责和挫败感，进而影响他们的情绪和动力。

这种非黑即白的完美主义思维，源自心理学中的“全或无”认知模式。他们往往将减重视为一场非黑即白的战斗，认为自己要么完全遵守严格的饮食和运动计划，要么就是彻底失败。当我们用这种极端的标准要求自己时，一旦没能严格执行计划，内心会产生强烈的愧疚感和挫败感，进而破罐子破摔，放弃整个减重计划。

打破完美主义陷阱，需要我们转变思维方式。将“完美”的标准调整为“进步”，把减重看作是一个循序渐进的过程，允许自己偶尔放松和犯错。每一次小的坚持、每一个微小的改变，都是值得肯定的进步。

心理科普　80/20 法则

80/20 法则，又称为帕累托法则，意指在原因和结果、努力和收获之间，存在这不平衡的关系。在减重过程中严格的饮食限制往往导致暴饮暴食。采用 80/20 法则，80% 的时间保持健康饮食，20% 的空间留给喜爱的食物，能让减肥计划更可持续。

在实践过程中大家可这样来实施：在时间分配方面，每周 7 天中，5.5 天执行健康饮食（80%），1.5 天自由选择食物（20%）；在热量配额法方面，每日总热量中，80% 来自营养密集型食物（如蔬菜、优质蛋白等），20% 分配给“非健康但渴望的食物”；在行为方面，允许每周 2 次“跳过运动”而不自责，用其他活动替代（如散步、跳舞等）。

二、短期目标陷阱

很多人在减重时，过于关注短期的体重变化。体重秤上的数字成了他们的“命门”。他们将自己的成功与否完全与体重挂钩，甚至每天多次称重，一旦发现体重没有下降或者略有上升，就会陷入焦虑和沮丧之中。

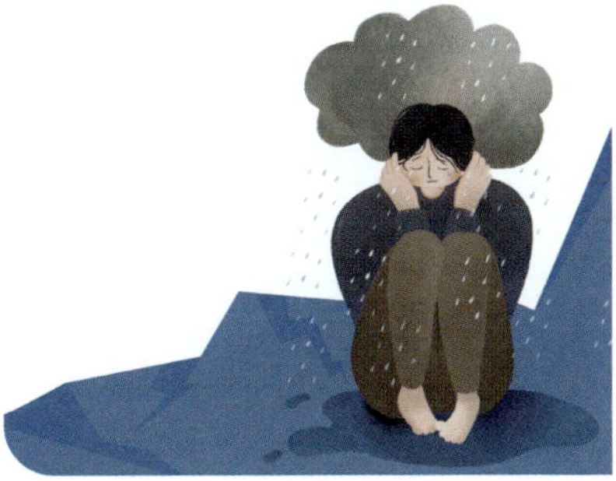

从生理学角度看，体重的波动受多种因素影响，包括水分摄入、肌肉增长、激素水平变化等。过度关注短期体重数字，会让减重者忽视了身体的其他积极变化，如体脂率的降低、肌肉的增加等，从而陷入一种不健康的自我评价体系。

这种只关注短期目标的思维方式，忽略了减重过程的复杂性和长期性。例如，开始运动后，虽然体重可能没有明显下降，但身体的脂肪减少、肌肉增加，整体的健康状况和体形都在改善。要避免陷入短期目标陷阱，我们需要制定更合理的长期目标，并关注除体重之外的其他指标，如体脂率、腰围、体能等。同时，学会用发展的眼光看待减重过程，相信只要坚持健康的生活方式，身体终会给我们正向的反馈。

三、情绪补偿陷阱

生活中的压力、焦虑、孤独等负面情绪，常常会驱使我们用食物来寻求慰藉。

当我们被负面情绪包围时，大脑中的奖赏系统会被激活，促使我们寻找能带来愉悦感的事物，而高热量的食物恰好能快速刺激大脑分泌多巴胺，带来短暂的满足感。然而，这种通过食物进行的情绪补偿只是暂时的，一旦平静下来，随之而来的往往是更深的愧疚和体重增加的焦虑，形成恶性循环。

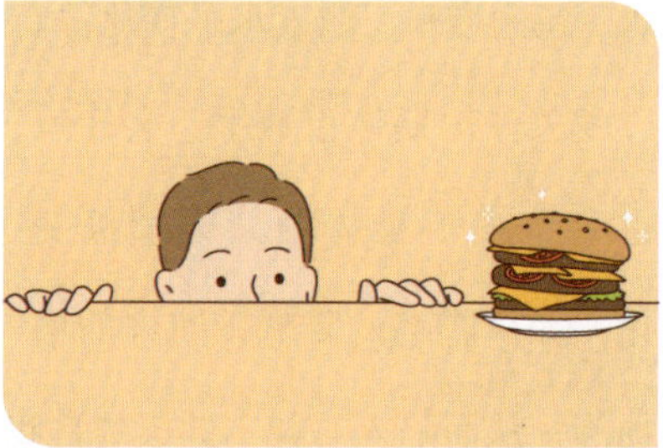

想要跳出情绪补偿陷阱，关键在于学会识别和管理情绪，找到更健康的情绪宣泄途径，而不是依赖食物摆脱情绪补偿陷阱。

四、社会比较陷阱

在社交媒体上，我们常常看到健身博主、明星的魔鬼身材照片和视频。很多照片和视频是他人精心挑选、修饰过的，这些内容往往只展示了他们生活中最好的一面。特别是媒体刻意塑造出一种“瘦才是美”的观念，将瘦与成功、幸福等积极品质联系在一起，使大家会不自觉地将自己的外表和身材与这些理想化的形象进行比较，从而产生自卑心理，认为自己永远无法达到他人的标准。

这些被美化的形象构建出不切实际的社会标准，让大家陷入自我怀疑的深渊。心理学中的社会比较理论揭示，人们在对比时，总会不自觉地抬高他人、贬低自己。过度的社会比较会模糊我们的自我认知，让我们忽视自身的独特性与进步。有人坚持运动三个月，虽然腰围减小了 5 cm，但看到网络上别人“月瘦 5 kg”的分享，便觉得自己的努力不值一提。这种比较不仅摧毁自信，还可能引发节食、催吐等极端行为，甚至可能会引发抑郁情绪。

跳出社会比较陷阱，需要我们不要盲目跟风和攀比，建立专属的自我评价坐标系，通过关注身体维度的变化（如体脂率降低、体能提升）、精神状态的改善（如精力更充沛、睡眠质量提高），用自己的昨天与今天对话，不断增强减重的信心。

打卡手账

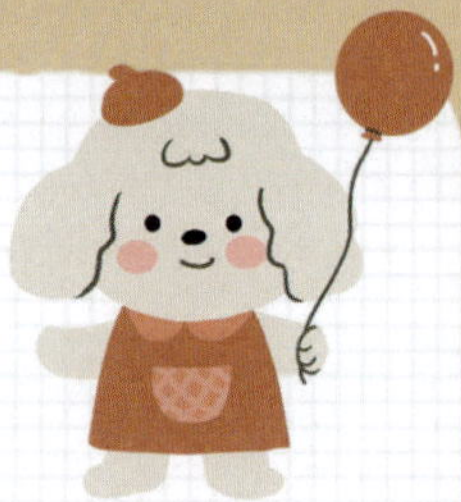

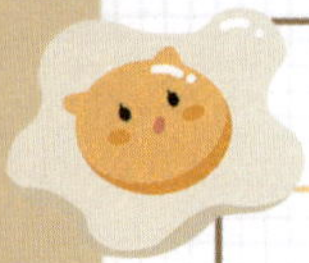

第三节

减重中常出现的情绪反应

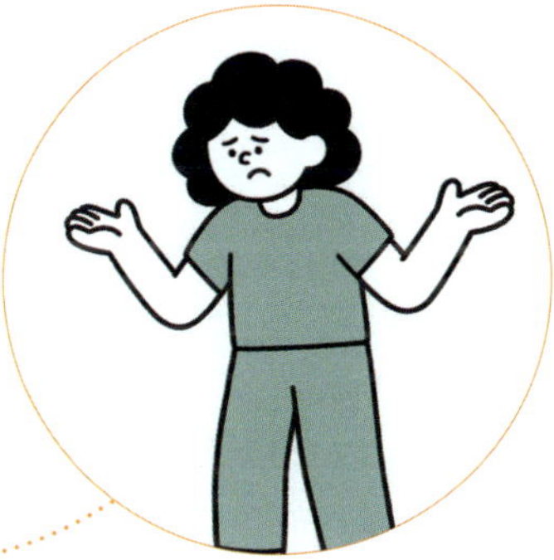

在减重的道路上，我们怀揣着对美好身材的向往和对健康生活的追求，勇敢地迈出每一步。然而，这一路走来，并不总是一帆风顺，我们常常会陷入各种复杂的情绪旋涡之中，这些时刻就是我们所说的“情绪低落时刻”。下面我们一起深入剖析减重过程中的这些情绪，了解它们的真面目，从而更好地应对，让减重之路更加顺畅。

一、焦虑情绪

焦虑情绪就像是减重路上的一块绊脚石。在减重过程中，它表现为一种持续的紧张、不安和担忧。很多减重者会频繁地关注体重变化，哪怕只是轻微的波动，都能让他们的心情像坐过山车一样起伏。他们常常会陷入对减重结果的过度思考中，不停地问自己：“我能不能瘦下来？”“要是瘦不下来怎么办？”这种对结果的过度担忧，让减重者的内心充满了焦虑。

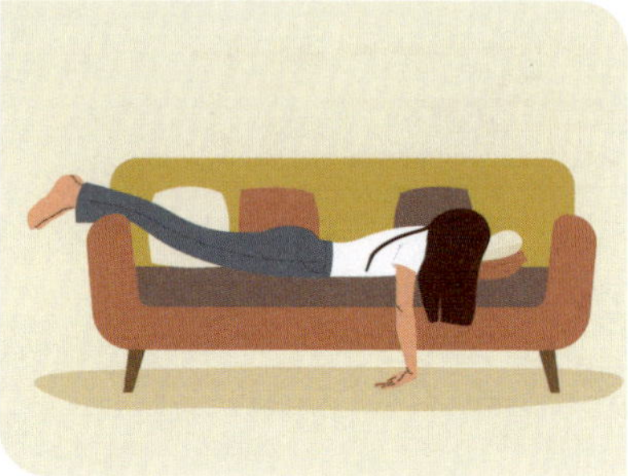

这种焦虑情绪还会影响到生活的方方面面。最常见的是睡眠质量下降，表现为躺在床上脑子里想的全是减重的事，翻来覆去难以入眠。注意力也难以集中，工作、学习时总会不由自主地想到减重，效率大打折扣。情绪也变得格外烦躁，一点小事就可能引发内心的怒火。

焦虑情绪在减重的某些场合特别容易出现。减重初期，大家都对减重效果抱有很高的期望，恨不得一天就能瘦好多。可是，体重哪有那么容易就降下来呢？当短期内体重下降不明显时，焦虑就会更加明显。还有面对重要社交活动或特殊场合的时候，比如参加婚礼、聚会等，减重者会担心自己在这些场合中控制不住饮食，吃了不该吃的东西，进而影响减重进度。

可别小瞧了焦虑情绪，它带来的危害可不小。持续的焦虑会增加身体的应激反应，导致皮质醇水平升高。这可就和我们减重的目标背道而驰了——辛辛苦苦减了几天，结果腹部脂肪还越来越多，很让人沮丧。当减重者感到焦虑时，为了缓解这种难受的情绪，可能会忍不住摄入高热量食物，一下就把减重计划给破坏大半了。

二、沮丧情绪

在减重的过程中，沮丧情绪通常表现为情绪低落、悲观消极，对减重失去信心和动力。减重者会陷入自我否定的困境，总觉得自己怎么努力都无法拥有理想的身材，甚至开始怀疑自己之前付出的所有努力是不是都白费了。

这种情况常常出现在减重遇到瓶颈期、体重反弹或者减重效果停滞不前的时候。比如，连续好几天体重都没有变化，或者好不容易减下去的体重又反弹了回来，这时候减重者失落感就特别强。再比如，当看到别人减重成功，自己却停滞不前时，这种对比也会让沮丧情绪在心里滋生。

沮丧情绪的危害也不容小觑。它会削弱减重者的自我效能感，让他们觉得自己没有能力完成减重这件大事，从而失去继续坚持减重的决心和毅力。长期处于沮丧情绪的减重者，很可能就会完全放弃减重计划，开始自我放纵。这时候，暴饮暴食等行为就可能出现，不仅会让体重进一步增加，还会对身体健康造成更大的伤害。

三、孤独情绪

孤独也是减重过程中常常能体会到的一种情绪。在减重的时候，孤独情绪表现为一种与他人隔离、缺乏支持和理解的状态。减重者会觉得自己和周围的人好像不太一样，别人可以随心所欲地享受美食，而自己却要严格控制饮食，这种差异感会让他们觉得自己很孤独。

这种孤独感在严格控制饮食、减少社交活动的时候就更加突出。比如，朋友邀请一起去聚餐或者聚会，为了保持饮食计划，减重者只能无奈地拒绝。看着朋友们开开心心地享受美食，自己却只能在一旁默默看着，那种孤独感会越来越强烈。而且在和别人交流减重经验时，如果得不到理解或者支持，也会让孤独情绪加剧。

孤独情绪带来的负面影响也很大。它可能导致减重者失去社交支持系统，没有朋友在身边给予情感上的慰藉和鼓励，减重过程就会变得更加艰难。而且，长期的孤独感还可能引发抑郁情绪，对心理健康产生严重的影响。

四、无助情绪

无助情绪也会在减重的过程中时不时地冒出来。这种感觉就是减重者在面对减重过程中的困难和挑战时，觉得自己无力应对，缺少控制感。他们会觉得自己不管怎么努力，都没办法达到减重的目标，开始怀疑自己的能力和所采用的减重方法。

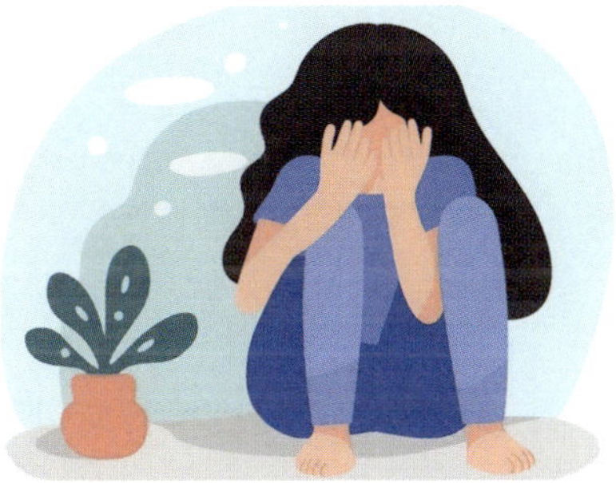

这种情况常常出现在减重者尝试了多种减重方法但效果都不好、体重反弹反复出现或者受到他人负面评价的时候。比如，节食、运动等各种方法都试了个遍，体重还是没有明显的下降，这时候减重者就容易陷入无助的状态。

无助情绪会让减重者的行动力和积极性受到很大的削弱，让他们在减重过程中变得被动和消极。而且，这种情绪还可能导致他们放弃对健康的关注，为了快速减重而采取一些极端或者不健康的方式，比如过度节食、滥用减重药等，这对身体健康会造成严重的危害。

五、耗竭感

在减重过程中，耗竭感表现为身体和心理的双重疲劳。身体上，减重者会感觉乏力、困倦，运动能力也明显下降，以前能轻松跑几圈，现在跑一圈就气喘吁吁。心理上，则会变得烦躁、易怒，缺乏耐心，一点点小事就可能让自己烦躁不已。

这种耗竭感在坚持高强度运动计划或者过度节食的时候，特别容易出现。有些减重者为了能快速减重，就制订了长时间的有氧运动计划，每天累得筋疲力尽。或者严格限制饮食，导致营养摄入不足，身体得不到足够的能量供应，自然就会出现疲惫感。

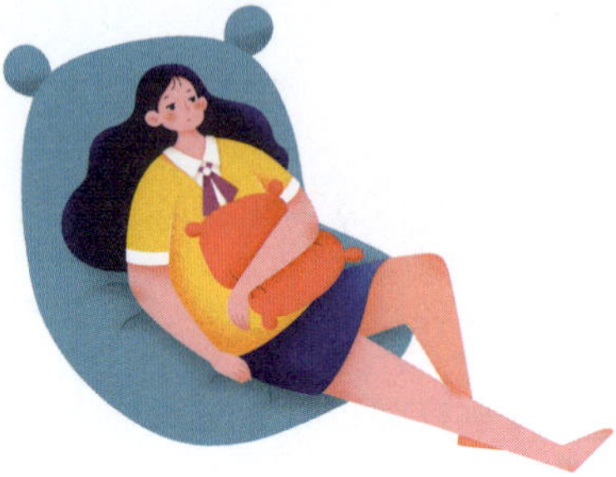

耗竭感对减重的影响也很大。它会让减重者难以坚持运动和健康的饮食习惯，毕竟身体和心理都那么累了，谁还有动力去运动和控制饮食呢？这样一来，减重效果就会大打折扣。而且长期的疲惫状态还会影响身体的免疫系统和新陈代谢，增加患病的风险，对整体健康造成损害。

减重过程中的这些情绪低落情绪虽然常见，但只要我们了解它们的表现、出现的场合和危害，就能够提前做好心理准备，积极地采取应对策略。这样，我们就能在减重的路上保持积极的心态，顺利实现自己的减重目标。

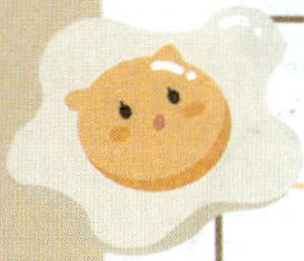

打卡手账

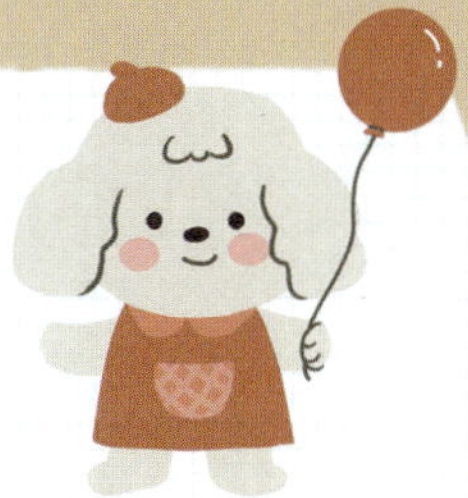

第四节

助力减重的五种好心态

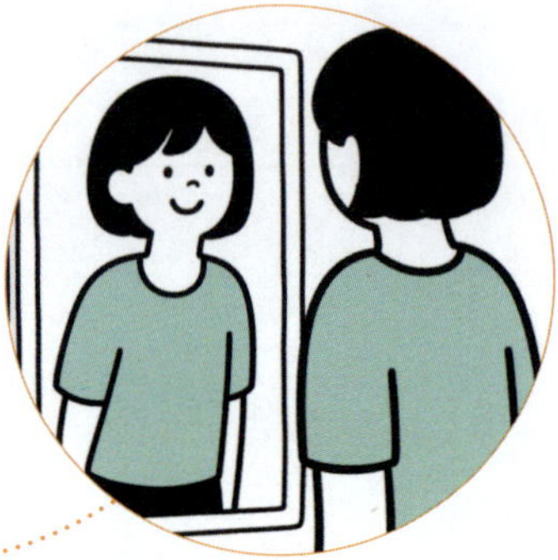

减重不仅是身体的蜕变之旅，更是一场心态的修炼。拥有良好的心态，能让我们在面对减重过程中的困难与挑战时，保持积极的状态，稳步迈向目标。以下五种好心态，将成为你减重路上的强大助力。

一、接纳自我的平和心态

减重的初衷虽是改变身材，但不应以否定当下的自己为前提。很多人在减重初期，常因对自身身材的不满陷入焦虑和自卑，这种负面情绪反而会阻碍减重进程。自我接纳心态让我们在减重过程中，能够坦然面对自己的身体现状，不因体重数字而不满。即使出现体重反弹或饮食失误，也不会自责或放弃，而是以宽容的态度重新调整计划。接纳自我的平和心态，意味着正视自己的现状，不批判、不嫌弃，将减重视为让自己变得更好的方式，而非对过去的全盘否定。

大家可以每天对着镜子赞美自己身体的某个部位或某个优点，培养对自己的积极认知。同时，允许自己偶尔享受喜爱的食物或适当休息，适度的放松不会毁掉整个减重计划。

拥有平和心态的人，会以客观的视角看待自己的身体，尊重身体的独特性和发展节奏。他们不会因为短期内看不到明显的减重效果而气馁，也不会因偶尔的饮食放纵而过度自责。相反，他们会把每一次小进步都当作惊喜，将减重过程中的挫折视为成长的契机，以从容的态度持续前行。

二、循序渐进的耐心心态

减重是一个循序渐进的过程，需要时间和毅力。耐心坚持的心态使我们能够忍受短期的不适，如饥饿感、运动后的疲劳等，为了长期的健康和理想身材而不懈努力。急于求成是许多减重者常陷入的误区，他们渴望在短时间内看到显著的体重下降，一旦未能达成目标，就容易产生挫败感和放弃的念头。然而，健康的减重需要时间，体重的稳定下降、身体代谢的调整及生活习惯的改变，都不可能一蹴而就。

秉持循序渐进的耐心心态，就是要学会制订合理的目标和计划。将长期的减重目标拆解为一个个小目标，例如，每周减重 0.25 ～ 0.5 kg，或是每月养成一个健康的小习惯，为每个小目标的达成设定奖励。定期回顾自己的减重历程，记录体重、体脂、腰围等数据的变化，以及身体和心理上的积极改变，以增强坚持的动力。当我们专注于这些小目标的实现时，每一次的成功都能带来成就感，增强继续坚持的动力。同时，耐心的心态也能帮助我们在面对平台期时保持冷静，相信只要持续努力，身体终会给出积极的反馈。

三、灵活应变的乐观心态

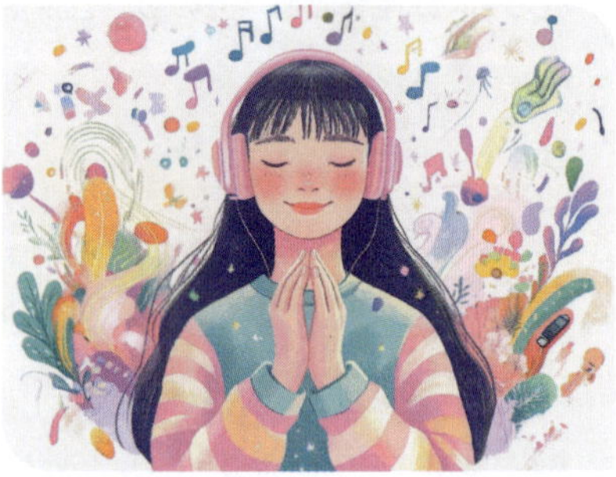

积极乐观的心态能让我们在面对减重平台期或诱惑时，看到自己的进步和努力，而不是仅仅盯着未达到的目标。例如，把体重停滞视为调整饮食和运动计划的机会，而不是失败。减重过程中，难免会遇到各种计划外的情况，如突发的聚餐邀约、身体不适导致无法运动等。拥有灵活应变的乐观心态，能让我们在面对这些意外状况时，迅速调整策略，而不是陷入消极情绪中自暴自弃。

乐观的减重者会把这些意外视为生活的一部分，积极寻找解决办法。比如遇到聚餐，可以提前了解餐厅菜品，选择相对健康的食物；身体不适时，将运动调整为轻松的拉伸或冥想。他们不会因为一次的计划打乱而否定整个减重进程，而是相信只要保持积极的态度，总能找到适合自己的方式继续前进。这种灵活应变的乐观心态，能让减重之路更加轻松愉快。

四、自我关爱的温暖心态

减重不是对自己的严苛惩罚，而是一场充满爱的自我关怀行动。但很多人在减重过程中，往往对自己过于苛刻，用严格的饮食和高强度的运动逼迫自己，忽略了身体和心理的感受。

自我关爱的温暖心态，要求我们在减重时关注自身的需求和感受。当身体发出疲惫的信号时，及时安排休息；当心理压力过大时，给自己一些放松的时间。同时，学会用健康的方式奖励自己，比如完成一个阶段的目标后，给自己买一束花、看一场电影，而不是用高热量食物作为奖励。这种自我关爱能让我们在减重过程中感受到温暖和支持，提升幸福感和坚持下去的动力。

五、享受过程的积极心态

如果将减重仅仅视为达到某个体重数字的任务，那么在漫长的过程中很容易感到疲惫和枯燥。而拥有享受过程的积极心态，能让我们发现减重过程中的乐趣和美好，将其转化为一段充满惊喜的旅程。

在饮食方面，积极探索各种健康又美味的食谱，尽情享受烹饪的乐趣；在运动中，感受身体的活力和变化，积极探索自己的潜力。同时，关注减重过程中身体和心理的点滴改变，如精力更加充沛、睡眠质量提高、自信心增强等。当我们把注意力从最终目标转移到过程本身，会发现减重不再是痛苦的坚持，而是一段充满期待和收获的经历。

打卡手账

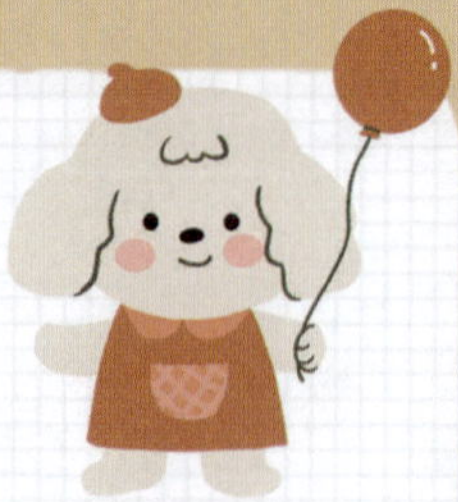

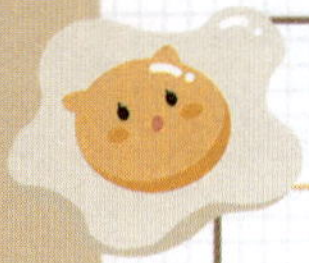

第二章

照顾好你的情绪：“管住嘴”的秘诀

凌晨两点，李薇独自坐在公寓的电脑前，她的PPT已被甲方退回了三版，为了赶在截止日期到来之前交稿，只得连夜加班。面对深夜中晃眼的电脑屏幕，听着楼上邻居的争吵，李薇的内心生出一种熟悉又模糊的感觉，似乎有什么让她的内心感到隐隐的刺痛。

好在李薇早已有了一套熟悉的应对流程。她习惯性地来到厨房、打开冰箱，里面早已准备好的提拉米苏散发着甜腻的冷气。她取出甜点，重新坐在电脑前，叹一口气，机械地挖下一勺送入口中，眼睛却还是直勾勾地盯着电脑。奶油粘在舌尖的瞬间，李薇紧绷的神经似乎松了一寸。第二勺、第三勺……直到塑料叉勺刮擦盒底，发出“刺啦”一声，她才又一次发现——一大盒甜点已在十分钟内消失。她完全记不起提拉米苏的味道，而胃里却像被塞进一团湿棉花，饱胀的感觉甚至让她感到恶心。

待到回过神来，李薇无奈地叹了口气，内疚、焦虑、羞耻又一次涌上心头。她的泪水夺眶而出，心中的悔恨和自我厌恶让她泣不成声。这种场景在过去半年重复了上演了三十多次，无论如何告诫自己，她依然无法克制着突如其来的食欲。显然，李薇遭遇了情绪性进食的困扰。

本章我们将会探讨情绪如何转化成了食欲，怎样识别和应对情绪性进食，以及如何调节和照顾我们的情绪。这些内容能够帮助你了解情绪带来的“饥饿”、找到触发情绪性进食的因素、管控想要吃东西的欲望，以及更好地照料自己的情绪，让你逐渐放弃用食物安抚自己的情绪，形成更健康的生活习惯。

第一节

认识情绪性进食

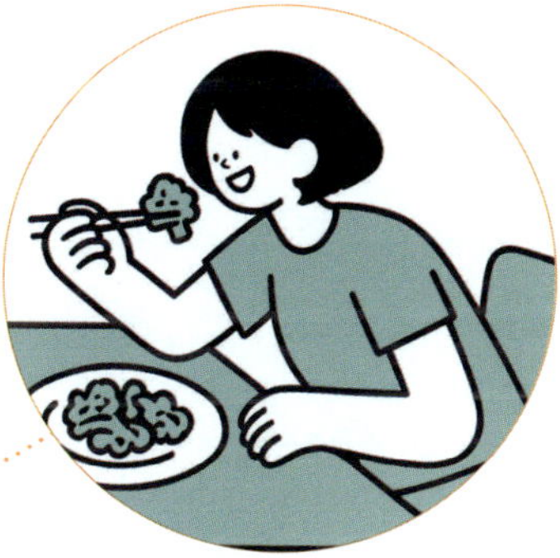

一、什么是情绪性进食？

情绪性进食是指以调节情绪，而非获取营养或应对生理性饥饿为目的的进食。很多时候，我们吃东西的原因并不是真的饥饿，而是我们需要借食物来调节心情。

或许李薇的故事也曾在你的身上上演。在你熬夜奋战、复习备考的时候；在你漂泊他乡、孤苦无依的时候；在你气急败坏、怒不可遏的时候；在你惴惴不安、辗转反侧的时候；在你同他人关系破裂、心如刀绞的时候……冰箱里的蛋糕、汽水；橱柜里的薯片、辣条；茶几上的饼干、巧克力，就都成了无声的安慰。情绪性进食让你机械地撕开包装袋，大口吞下食物，压力和烦恼在咀嚼中被暂时屏蔽。然而，长期这样做的代价便是你会额外吃下很多食物，这可能会给你的健康造成严重的负担；你也可能会因此而感到自责和羞耻，然后为了应对这些糟糕的体验，再次吃下一大把零食，重复“进食—自责”的循环，最终陷入难以摆脱的境地。

食物和情绪之间的联系，在我们很小的时候就形成了。当一个小孩儿心情不好，父母为了不让他 / 她哭闹，可能就会给一块饼干、一颗糖果或者一根雪糕，让他 / 她从食物中获得安慰。等他 / 她长大以后，可能就会习惯在心情不好的时候，用吃饼干、糖果或者雪糕来缓解不良的情绪。吃东西带来了分散注意力的效果，让我们短暂地远离坏心情，忽略那些不愉快。某种程度上，“吃”有一种“情绪麻醉”的效果。

情绪和食物的关联本身并不是错误，偶尔吃点美味是人之常情。但过分沉迷于食物带来的安抚和愉悦就可能造成问题，当吃东西成为唯一有效的情绪调节手段时，情绪性进食就会让我们的体重走向失控。并且，情绪性进食可能会导致新的情绪循环：你使用吃东西来应对消极情绪，而当你吃了太多，你就会因此产生新的沮丧、懊悔、自责、羞耻等情绪，它们让你的感觉更加糟糕，甚至诱发新一轮的进食，让你陷入恶性循环。

除此之外，情绪性进食的另一个“阴险”之处在于，我们把全部的精力都用在了应对当下的情绪之上，以至于我们很难抽出精力去解决那些真正根源的问题。过于强烈的情绪令人难以忍受，所以我们用大吃一顿来让自己感觉好些。但这让我们很难真正去面对和处理那些造成坏情绪的学业压力、婚恋冲突、社交焦虑、家庭矛盾、过往创伤等现实的问题。我们选择了"鸵鸟战术"，把自己"泡"在食物中，以让我们的心灵得到短暂的"喘息"，但"避而不战"也让我们失去了面对和改变生活的机会。而真实的问题得不到解决，我们就会很容易在某些特定情境下陷入相同的情绪，然后再一次通过进食来处理情绪。这也是我们很多人无法逃离情绪性进食"泥潭"的重要原因。

除了消极情绪，好心情也可能会和吃东西相关联。同样是在小时候，当我们考试取得了好成绩、在运动会上拿到了第一名，或者完成了夏令营的课程时，我们的家人也经常会将食物作为奖励，或者安排全家一起大吃一顿来表达庆祝。因此，当我们长大以后，我们可能也会很自然地在感到开心的时候选择大吃大喝，让快乐和喜悦得到放大和延续。如果我们过分沉溺于体验那些积极的感觉，那么同样可能会跌入情绪性进食的深渊。

看到前面这些内容，再对比一下李薇和你的经历，也许你会猛然发现，自己的几次减重失败原来也是在不经意间中了情绪性进食的陷阱。那么你肯定想问，有什么方法能帮你逃离情绪性进食的泥潭呢？我的回答是，要走出来，需要不止一种工具。摆脱情绪性进食会是一个系统工程。我们就先从了解自己的食欲开始吧。

二、识别情绪性饥饿

人在漫长的进化过程中形成了对高热量食物的偏好。进化带来的智慧会让我们更喜欢去吃那些热量较高的食物，这在食物匮乏的原始时期尤为关键，因为那时每多吃一口，存活并繁衍的可能性就多一分。然而今天，作为现代人，我们的食物供给已经相当丰富，食物短缺导致的营养不良不再常见，而我们很多时候吃东西只是为了满足我们的心理需要。

如果你想“管住嘴”，那么很重要的一点就是，当我们想吃的时候，我们需要有能力辨别自己是真的饿，还是“情绪性饥饿”。表 1 总结了两种饥饿的特点。

表 1　生理性饥饿与情绪性饥饿的特点

生理性饥饿	情绪性饥饿
逐渐产生	突然出现
可以忍耐	相当迫切
各种食物都可以带来满足	只会选择某类特定食品
可以享受进食过程	对食物的味道缺乏觉察
吃饱时就会停止进食	进食与是否吃饱无关
进食后不会有严重内耗	进食后往往会产生消极情绪

首先，真实的饥饿往往不会是突然出现的，你通常会对它有预期。随着胃部的收缩和血糖的下降，你会逐渐觉得自己越来越饿，越来越想要吃东西。相比之下，情绪性饥饿往往会瞬时发生，你就是会发觉自己突然想吃一些东西。

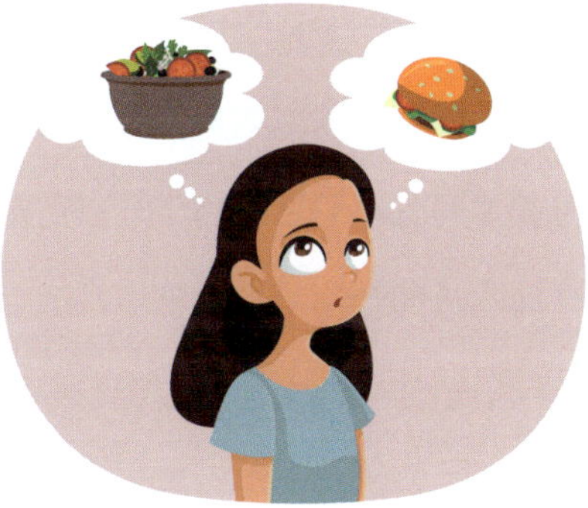

真实的饥饿感往往不是不可耐受的。你也许体验过，在还没下课或者下班时，饥肠辘辘地听课或工作的感觉。这种饥饿会影响你的状态，但通常可以控制，不会造成行为的失控。但情绪性饥饿却有所不同，它出现时往往会相当的强烈，让你感到难以遏制自己进食的冲动。

当我们感到生理性饥饿的时候，我们往往愿意吃任何能够充饥的东西，哪怕平时不是很喜欢吃的食物也会变得可口。我们常说的"饥不择食"，或者"饿了吃饭香"就是指这种情况。但情绪性饥饿带来的进食通常具有选择性，它总是指向那些能量密度高的、能够快速给大脑带来大量多巴胺的食物。尽管食物选择因人而异，但的确很少有人在情绪性饥饿的时候选择吃黄瓜和番茄来缓解情绪上的不适。尽管你选择的食物看起来会更加"好吃"，但情绪性饥饿之下，你很难真正享受你所吃的东西。

另一个辨别的方法就是看你的“饥饿”来源于“脖子以上”还是“脖子以下”。真实的生理性饥饿更多来自把胃填满的压力。哪怕食物不够美味，你也吃得并不“爽”，但在你吃饱之后，再有美味的食物摆在你面前，你大概率也会拒绝它们，或者浅尝辄止。而情绪性饥饿与胃部的感觉无关。如果你有过情绪性进食的经验，那么你会发现很多时候你的胃明明已经满了，自己却还是感到空虚和想要吃东西，尤其是高热量的食物。那很可能是因为，你需要用大脑喜欢的味道来压制负性情绪的浮现。情绪性饥饿导致的进食通常会在两种情况下停止：要么你已经吃得太多，胃里实在放不下了；要么你手边的食物已经都被吃光。

一般情况下，在进食结束之后，我们会感到满足，至少不会有严重的内耗。如果你发现自己有较强的羞耻、无助、沮丧、厌恶、自责等感受，或许这些就是你刚刚经历了情绪性进食的信号。留意这些情绪的持续时间，以及它们后续会不会让你想再吃更多的高热量食品。

需要注意的一点是，生理性饥饿和情绪性饥饿有时会同时出现，所以在专心应对情绪性饥饿与情绪性进食的问题之前，我们还是得先管理好生理性的饥饿，以免它出来“搅局”，让我们晕头转向。

三、破除意志力神话

很多人以为，控制饮食完全是意志力问题。他们会讲，"你需要努力克服它""你需要忍住""你坚持一下就好了""你得更有意志力"类似的话。这些话轻则误导那些正在管理体重的人，使他们陷入短暂内耗；重则可能成为压死骆驼的最后一根稻草，带来绝望和恐惧，进而导致情绪性进食的发生。这些看似合理、实则没有抓住问题的本质的评价，不仅鸡肋，而且往往会在不经意间戳痛那些一直努力管理体重的人。他们会觉得自己意志力不足，自己不够好，甚至很软弱、很失败、很差劲，但事实往往并非如此。

笔者曾见过一些受困于情绪性进食的人，这些人中不乏意志坚定者。他们有的人可以执行堪称"严苛"的学习计划，用一学期的时间从"挂科边缘"一路追赶，跻身"专业前 5%"；有的人只身一人出国留学，一边打工赚取生活费，一边努力完成研究任务，最终博士毕业归国；他们都曾不止一次尝试用坚韧的意志力与自己的体重和身材抗争，他们努力学习健身和营养知识，努力减重和运动，在自己和周围人的激励下，用顽强的意志力挺过一天又一天。但结局总是相似的，总会有某个时刻，他们"一不留神"被突如其来的情绪洪流淹没，再次回到大口吃薯片、喝可乐的旋涡中，最终身心俱疲。用意志力与饮食习惯拉扯不仅让他们的体重管理难以为继，他们生活的热情也在长久的拉锯战中消耗殆尽，有人甚至因此患上了神经性贪食症，不得不去心理科接受系统的治疗。

关于“意志力”，下面这个实验或许会给你一些启示。

心理科普　白熊效应

我们先来做一个实验，听好我的口令：

请你不要想象一头白熊。

请你不要想象一头白熊。

请你不要想象一头白熊。

千万别想一头白熊。

放下这本书，往远处看看。

别去想白熊，看看你能坚持多久。

好的，现在你的头脑中出现了什么？

我猜你会发现，在这种情况下，自己没法不去想一头白熊。而且越是用力克制，头脑中的白熊可能越是难以摆脱。

美国哈佛大学社会心理学家丹尼尔·魏格纳曾做过一项有趣的实验。他先让实验的参与者花 5 分钟的时间口头报告头脑中想到的任何事物。于是，参与者开始漫无目的地独白，从眼前的事物到当天的午餐，再聊到家庭和未来的工作计划。

在实验即将结束时，研究人员告知实验参与者，这个实验还要再

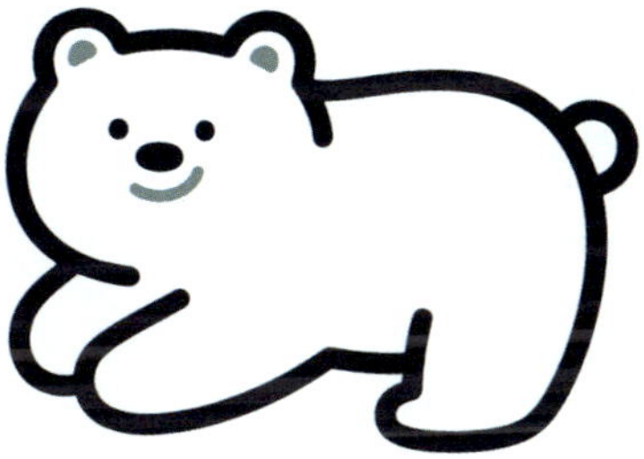

继续进行 5 分钟。要求和刚才基本一样，参与者需要大声报告他们头脑中想到的任何事物，唯一的区别就是这次他们被要求不要去想一头白熊。如果他们的头脑当中出现了白熊，那么除了大声报告，它们还需要按一下面前的电铃，然后继续口头报告。

结果发现，在后续的 5 分钟里，尽管人们很努力地尝试将"白熊"移出自己的头脑，他们还是平均按下了 6 次电铃。接下来，当研究人员要求他们想象一头白熊时，他们想到白熊的频率明显超过了那些一开始就被要求想白熊的人。

我们的大脑就是如此神奇，你越是努力不去想某些东西、越是试图压抑或克制它的出现，头脑就越是对它抓着不放。

对情绪的研究发现，我们对某些情绪的压制越强烈，其反弹的力度也越强烈；尽管有时我们可以强行抑制某种情绪体验，但相应代价则是，我们对其他情绪的感知也一并被削弱了。这意味着，我们有时会为了逃离某种痛苦，克制自己的情绪，最终却把幸福和快乐一并丢掉了。这种对抗性的策略会让人产生更多的抑郁，对生活的满意度也会下降。

很多时候我们把意志力等同于"克制""忍耐"的能力，但这对情绪性进食来讲帮助有限。而且，越是执着于“用意志力解决问题”，我们越容易被拖入内耗的旋涡。我们需要明白，想管理好自己的情绪和饮食，仅有“克制”的能力还远远不够，我们更需要科学的知识和有效的方法。

正如我们在本章开篇时所讲，我们用食物让自己变得快乐的习惯，可能最早源于我们的父母和家庭，甚至是我们的社会文化和习俗。我们的大脑从出生不久就开始建立食物与快乐感受之间的关联，尤其是对蛋糕、糖果、饮料、甜点等美味食物，这种关联会因成长过程中的安抚与奖赏不断强化，让我们养成了通过吃东西来舒缓情绪的习惯。甚至有研究发现，长期的强化使大脑奖赏回路的激活不再依赖于进食的结果，而仅仅受进食行为本身调控。也就是说，当我们感到压力或沮丧的时候，我们之所以会伸手去拿巧克力，是因为这个行为让大脑感到暂时的满足，而与是否足够好吃无关。

以上这些过程都与你的意志力无关，只是我们的大脑长期以来被环境塑造成了这种样子。好在我们的神经系统具有充分的可塑性：如果你的大脑在过去的环境中能形成一个情绪性进食的模式，那么我们也可以在新的环境下，通过科学的练习，让大脑形成健康的新模式。我们要做的不是强压着自己的食欲或情绪。当我们形成了更灵活、适应性更强的新模式，过去那个情绪性进食的模式就会慢慢自动消退。

心理科普　常见的三种进食障碍

①神经性厌食症

患有神经性厌食症的人常常选择忍饥挨饿，他们经常主动禁食，并且做过多的运动来避免自己长胖。实际上，由于长期的热量摄入不足及过量运动的消耗，患者的体重远低于正常标准，并且看起来非常瘦。但患者对自己身体的印象通常是歪曲的，他们总是认为自己很胖，需要减掉更多的体重，并十分恐惧体重的上涨，对有关自身体重和体形的评价也极其敏感。只有在完全控制自己的饮食，并且体重持续减轻的过程中，患者才会对自己有积极评价。

神经性厌食症会带来长期的营养不良，严重时可能导致心血管并发症、急性胃扩张、肾脏受损和免疫系统问题，女性还会出现闭经和骨质疏松等问题。

②神经性贪食症

神经性贪食症主要表现为反复发作、无法控制的暴食行为，以及随后为了控制体重而主动进行的催吐、使用利尿剂或泻药、禁食或过度运动等行为。此外，神经性贪食症患者同样对体重和体形十分敏感，

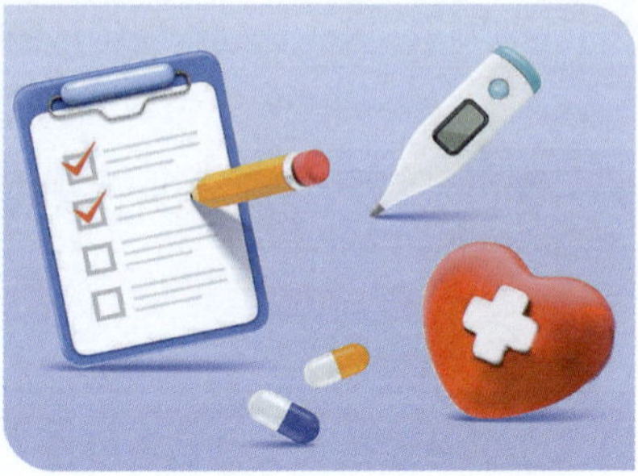

对自己的体重波动感到过度焦虑，但他们对自己的形象评估整体较为客观。他们往往不会认为自己过分肥胖，但仍然长期对自己的体重、体形感到不满，并且非常关注减肥。

神经性贪食症通常是一种慢性疾病。长期催吐、利尿、导泻可能会导致电解质紊乱，严重时可能诱发心力衰竭。

③暴食障碍

暴食障碍的主要表现与神经性贪食症类似，患者会在较短时间内、快速地、失控地吃下大量的食物，进食期间往往感觉恍惚或麻木。区别在于暴食障碍患者不会通过清除、禁食和锻炼来弥补暴食行为。这使得患者通常明显超重，并且经常体验到强烈的自我厌恶、抑郁、内疚和羞耻。很多患者都有频繁节食的经历，但都以失败告终。

以上三种进食障碍需要专业的医疗干预。如果你发现自己的表现可能符合某种进食障碍的症状，那么请立即寻求专业帮助。

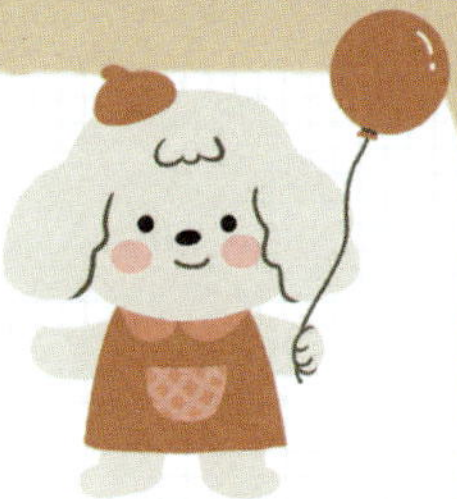

打卡手账

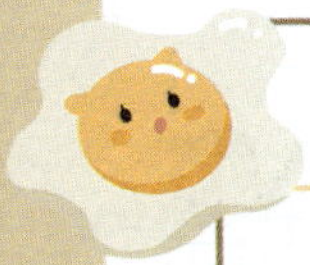

第二节

正念：保持对自身的观察

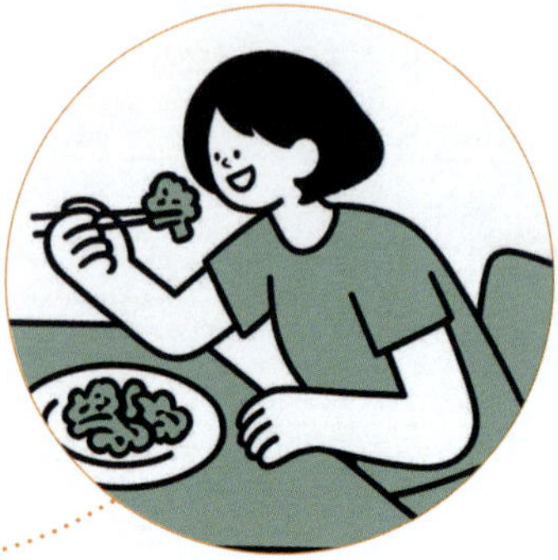

一、什么是正念？

正念是一种不评判地专注当下的状态。“专注”意味着你能清晰地觉察到自己的情绪、想法和身体感觉，“不评判”意味着你不会去试图评价、控制或改变它们。简单地说，“正念”把你放在了纯粹的观察者的位置。而清晰的观察，恰恰就是改变的第一步。

为什么正念对管理情绪性进食很重要？情绪性进食者通常受困于两种问题：其一是对当下情绪失去觉察，在情绪升起时习惯化、机械化地进食，缺少让自己理性思考行为后果和及时叫停冲动的“窗口”。其二是情绪性进食的人对自己通常有太多的评判，例如，将自己感受到的悲伤 / 焦虑 / 恐惧视作软弱或错误，并因此而感到愤怒和自责，由此产生新的痛苦，最终痛苦难以忍受，只能选择大吃一顿来缓解；但进食又带来了新的评判，人们由此陷入了内疚和自责的循环。

而正念所强调的“专注”和“不评判”，正是应对以上两种问题的良药。一方面，正念可以培养我们专注于当下的习惯，提高我们的感知能力，让我们能更加及时和清晰地意识到自己的情绪变化。这使我们在情绪升起的那一刻对自己的感受有清晰的认识，因而能够留出空间，不急于做出反应，而是耐心地观察自己。当我们能够了解“我有怎样的情绪”“我想要做什么来回避我的情绪”时，我们才能进一步去思考“这样做有怎样的好处和代价”，这时理性开始起作用，我们才有可能做出更明智的决定。

另一方面，正念有助于培养我们对情绪的接纳。我们的头脑总是习惯于不停地比较、不停地评判，从我们的外表、穿着、收入、家庭，到我们的想法、愿望、身体感觉和行为，当然也包括我们的情绪，我们总是习惯于区分它们的“好”“坏”。尽管这看起来似乎天经地义，但这种评判和不接纳的态度其实是一个隐患。评判和不接纳会让我们想方设法消除、克制、回避、对抗自己的那些所谓“不好的”“不应该的”情绪，同时过分执着于寻求和沉浸于那些“好的”体验。吃高热量的食物恰好能够满足我们这样的愿望，这也是情绪性进食难以轻易摆脱的一个重要原因。正念可以帮我们从无尽的评判旋涡中脱身，让我们放下简单的好坏二分，逐渐贴近真实的感受。正念的态度帮助我们不再评判自己的情绪，不再将一些情绪视作“错误”“软弱”“不应该”，我们不再因恐惧而焦虑、因悲伤而羞耻，我们的痛苦也不会再如“滚雪球”一般增长。当你能够接纳你的悲伤、愤怒、恐惧、焦虑等情绪，能够以不评判、不回避的心与它们相处，你自然也不再需要吃点什么来让自己远离它们了。

你可以带着好奇去观察自己。试着从评判中跳出来，看看自己现在正在想什么、感觉到了什么、有怎样的情绪、想要去做什么。给自己一点空间，只是看着它们，不必去评判这些是好还是坏，这样你更不容易被情绪拽走。

通常情况下，对初学者而言，从呼吸和身体感知开始练习正念会更容易一些。当你熟悉它们之后，练习对情绪的正念会更容易。你可以试试下面几个练习，它们可以帮助你更加了解自己的感受。

小练习 正念练习

①正念呼吸

这是一个很基础的正念练习，你可以选择做 3 分钟、5 分钟、10 分钟，甚至更久的练习，你觉得适合自己就好。

找一个不受打扰的环境，按你觉得舒服的方式，站着、坐下或平躺。保证脊柱的中正，这样你的呼吸才能顺畅。如果你坐着，那么请把腰背挺直（但不要过分紧张，保证呼吸顺畅即可），双手自然地放在大

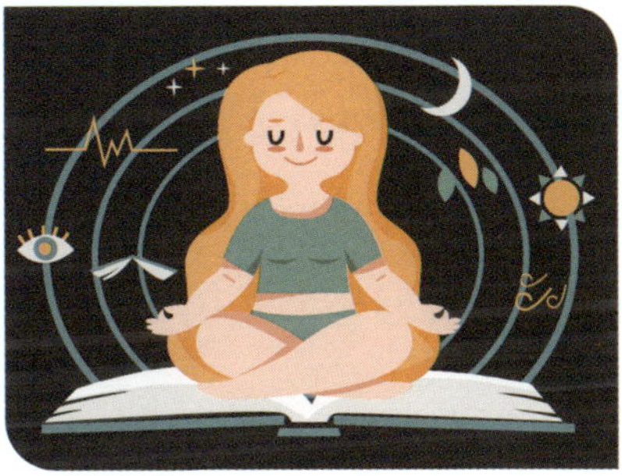

腿上，双脚踏实地面；如果你躺着练习又担心自己睡着，那么可以弯曲你的手肘，把小臂抬起来。

你可以闭上眼睛，或者凝视某一个固定的点。

将你的注意力放在呼吸上。按你平时习惯的方式去呼吸，不必控制它。

寻找你身体对呼吸感觉最强烈的位置，可能是鼻孔、鼻腔、气道，也可能是胸腔或腹部。把你的注意力放在上面。

你可以在呼吸的时候数数，吸气数 1，呼气数 2，吸气数 3，呼气数 4，……，一直数到 10，再从 1 重新计数。

如果你发现自己的计数断掉了，或者你数到了 13，那么你可以把觉知重新放在呼吸上，从 1 开始重新计数就好。

你可能会留意到你有点烦躁，或者你在批评自己走神了。这是很棒的觉察，你已经开始观察自己了。可以先把这种烦躁和批评放在那里，不必去管它们，把注意重新放在呼吸上。

不必评判自己做得好坏，不必评判自己的情绪，也不必评判自己的评判。

只是去专注地呼吸。

当你准备好了，再做3次呼吸，之后你就可以活动一下手脚，把觉知带回你所在的空间里，如果你闭眼了，那么请慢慢睁开眼睛，回到当下，结束练习。

②身体扫描

找一个不受打扰的空间，以一个舒服的姿势坐下或者躺下，保持呼吸顺畅。

花2～3分钟让自己静下来，使用正念呼吸的方法，把注意力放在呼吸上。

接下来，从头到脚，感受身体的每一个部分。

想象注意力像一盏探照灯，先照亮头顶，觉察头皮与接触面的触感（如头发与枕头、空气的接触）；

依次转移至额头、眉毛、眼睛、鼻尖、嘴唇、下巴，观察是否有紧绷、酸胀或松弛感，不评判好坏，只需“知道”它们的存在；

感受喉咙是否想要吞咽，双肩是否下沉或耸起，如果有不适，那么可以做轻微的调整；

跟随呼吸节奏，觉察吸气时腹部的鼓起、呼气时的回落，体会内在空间的扩张与收缩；

从左肩开始，依次扫描大臂、肘部、小臂、手腕、掌心、每根手指，再换至右侧，重复同样的过程；

随后，从臀部开始，沿大腿、膝盖、小腿、脚踝、脚掌、脚趾逐一扫描，注意温度、压力、麻木感，或任何你能留意到的感觉。同样，你可以先完成左侧的扫描，再完成右侧的；

重新感受身体作为一个整体的存在，想象扫描的光束覆盖全身，接纳所有的感受。

整个过程中，你可能会经常发觉自己走神了，比如想起了工作或学习计划，想起了某个人或某件事。当你发觉的时候，没关系，告诉自己，这只是一些想法和念头，然后轻柔地再将注意力带回当前扫描部位。

如果你体验到紧张、焦虑或别的什么情绪，那么请告诉自己，我体验到了一些情绪，然后轻柔地再将注意力带回当前扫描部位就好。

当你完成扫描，轻轻活动手指、脚趾，转动脖颈和手腕，再缓慢睁开双眼，不要快速起身。

一开始，你可以花 10 ～ 15 分钟来完成这个练习。当你逐渐熟练之后，你可以在每一个身体部位多停留一会，延长练习时间。

③正念行走

这是一个可以在日常走路时进行的练习。

你可以专门找一段此前没走过的路，也可以选择在你最熟悉的道路上进行练习。

按你平时二分之一甚至三分之一的速度，慢慢在路上行走。

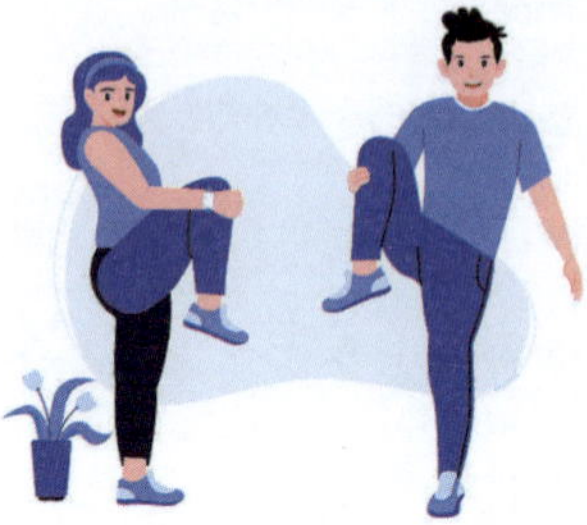

抬脚时，注意小腿肌肉的收缩与足弓的舒展；

随后，留意重心逐渐转移和髋关节细微调整的过程；

落脚时，体会脚掌依次由脚跟到脚尖触地，感知地面温度、纹理的变化；

留意你的呼吸和心跳，带着觉知去行走。

如果你逐渐熟悉自己走路的感觉，那么你可以更多地留意空气的温度和湿度、耳边听到的声音、身体和衣物摩擦的感觉，和你双眼所见的风景；

你可以体会自己注意力的转移、分配，注意范围的扩大和缩小；

如果留意到头脑中的想法、画面或情绪，那么请轻轻告诉自己，我注意到了一个念头 / 情绪，之后继续专注于当下的行走。

④情绪标签

这是一个非正式练习，任何时候，当你感到某种情绪在你心中出现时，你就可以做这个练习来增加你对情绪的自我觉察。

第一步，当情绪波动时，比如你感到焦虑 / 愤怒 / 恐惧 / 孤独，如果条件允许，那么请暂停所有行动，将注意力集中在当前感受上。告诉自己，我注意到我现在有某种感受出现。

第二步，为你的情绪感受找一个合适的名字。用具体词语描述情绪，例如，我感到平静/愉悦/低落/羞耻/挫败/无力/害怕/绝望/紧张。避免笼统表述，例如“我觉得还行”或者“我感觉很难受”。

第三步，观察情绪带给你的反应。这里的“反应”既指身体上的反应，也包括你的想法和愿望。例如，我注意到我现在喉咙发干、胃部紧缩、双腿绷紧，我很想离开这个地方。

第四步，试着接纳你的感受。告诉自己，我正在经历以上一系列感受，这是我的大脑和身体对当下情境的一种反应。注意不必去评判它是好是坏，只是观察自己当下的反应，温和、轻柔地告诉自己正在经历什么。

例如，我现在正准备上台演讲，我感到非常焦虑，我感到双手发凉并且微微颤抖，我的身体僵硬，双腿无力且呼吸急促。现在，我注意到我正在经历“焦虑”，这是我的大脑面对压力时的正常反应。

有时，完成这个练习会让强烈的情绪有所缓解。但无论它是否能够缓解你的情绪困扰，持续的练习都能够帮助你更好地了解你的情绪，并找到与它们和平共处的有效方法。

二、将正念融入饮食

我们和食物之间有着十分复杂的关系，远不止“饿”这一个动机。压力、睡眠不足、情绪波动、饮食习惯不良等，都可能是让我们吃太多的罪魁祸首。

不知你有没有过这样的体验，当你连着几天没睡好，或者近期工作、学习、生活压力很大的时候，自己对饮食的控制力就会明显下降，总是想要吃点零食，或者偏向于去吃甜品、炸鸡等高热量食物。一方面，压力和睡眠不足会改变我们的激素和神经递质的代谢过程，进而改变我们的饮食偏好；另一方面，压力与睡眠不足也让我们的情绪更容易波动，增加了情绪性进食的风险。

饮食不规律会让我们的血糖不平稳。受生存本能影响，在血糖较低时，我们会更加渴望富含能量、能够快速提升血糖的食物，因此更容易吃得多、吃得快、吃的热量高，也更难维持我们给自己制订的健康饮食计划。如果你饿着肚子逛超市或吃自助餐，那么你可能会额外拿很多你原本不需要的食物。

吃东西太快会带来的问题是，我们的大脑来不及反应身体是否已经吃饱。如果你专注于吃饭，那么你的大脑会感知到血糖和激素变化传来的信号，然后发出信号告诉你的身体，你已经吃饱了，这样你就可以及时停下来，不会在不知不觉中让自己吃撑。但这个信息传递的过程需要大约 20 分钟的时间。如果你吃得太快，那么你大概率会吃太多。

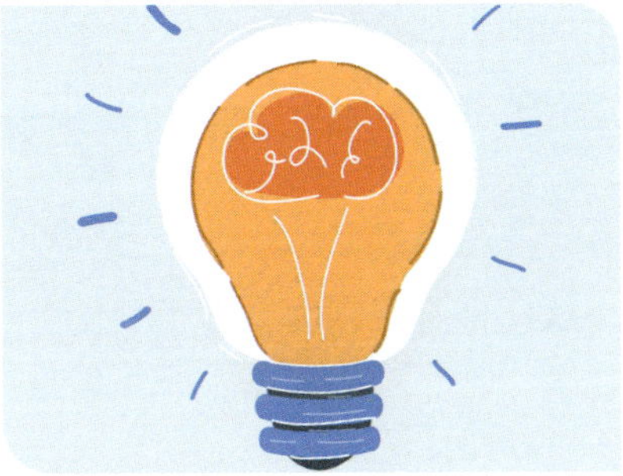

吃饭时分心也会带来类似的问题：分心影响了大脑对食物的感知和记忆，不专注的进食会减少吃饭本身带给大脑的愉悦感，也削弱了大脑对于"进食"这件事的注意和记忆。结果，大脑可能"没记住"你刚刚吃过了东西，这也就是为什么有时你明明已经吃饱，却还是觉得嘴馋。这种影响甚至会延续到你的下一顿饭——如果大脑在调取上一餐的"档案"时没有发现"饱"和"满足"的记忆，那么它可能会误认为你之前没吃饱，于是让你在下一餐时"补充"更多的热量。

如果我们能在日常饮食中保持正念，我们就更可能觉察到自己的进食冲动，然后暂停一下思考可能的原因。

在选择食物时，可以暂停一下问问自己：我现在很想吃一大份炸薯条 / 红烧肉 / 冰淇淋 / 蛋糕卷，是否可能是因为我现在很饿 / 最近睡眠不足 / 压力大 / 情绪不好？吃这些食物对我是否真的有好处？我真的需要那么多食物吗？我吃多少更合适？

当你观察到自己在"灵魂出窍"般机械地吃东西时，可以暂停一下问问自己：我现在是否在计划未来的工作/回忆过去的情境/专注于直播节目？在吃饭时专注于这些事是否真的有必要？我尝到食物的味道了吗？分心是否让我吃得太快/太多？我现在是不是已经饱了？

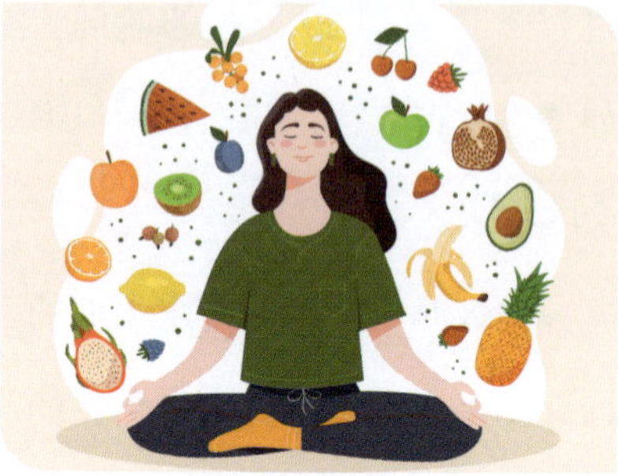

当我们能够有所觉察，并按下“暂停键”时，我们将有机会审视、评估和重建自己与食物的关系。这会让我们的理智和知识有发挥的空间，进而我们在选择食物和享用食物时获得更大的自由。控制体重并不意味着我们远离一切“垃圾食品”，而是能够有节制、有限度、有意识地去享受美食。

下面一个练习可以帮助我们养成专注饮食、享受进食过程的习惯。不妨现在就来试一试吧。

小练习　正念吃葡萄干

想想你以前是怎么吃葡萄干的，是一次吃四五粒，还是一次吃下一大把？你是否真正投入、专注地体验过葡萄干究竟是什么味道？下面，让我们花上些时间，来专心地吃一次葡萄干。这个练习也许会颇覆你对味道的认识，给你带来前所未有的感受。

首先，你需要准备一包葡萄干。

把手洗干净，取出一粒。

先别着急吃，花上2～3分钟，观察这颗葡萄干。

动用你所有的感官，去了解这颗葡萄干。

想象自己是第一次来到地球的外星人，带着温和的好奇，去观察它：

把它放在掌心，仔细看它的颜色、光泽、形状、褶皱；

感受它的质地、重量、温度；

用手指轻轻揉捻，专注于你的触觉。

将葡萄干放在鼻尖下，缓慢吸气，捕捉若有若无的果香，留意它带给你的感觉，以及你的口腔和胃是否有轻微的变化；

同时注意，你是否感觉到了想要吃下它的冲动。

将葡萄干轻触嘴唇，停留几秒，体会皮肤与果干接触的触感；

轻轻将葡萄干放入口中，不要着急咀嚼，用你的舌头和口腔内壁去感知它的褶皱，同时留意嗅觉和味觉的感受；

感知唾液的分泌，以及葡萄干在湿润环境中的变化。

轻轻把它咬成两半，注意断面带给味蕾的刺激，体会葡萄干内部和外部味道的区别，同时留意嗅觉的变化；

用平时三分之一的速度，慢慢地咀嚼，细细体会它的味道；

注意唾液的分泌、舌头不同部位的感受差异、咀嚼的细微声音，以及你内心想要快速咽下它的冲动；

在对酸味和甜味的专注体验中，缓缓咽下它，之后再给自己一点时间，觉察此刻，从舌尖到喉咙，再到胃部的感觉，以及残存的味觉记忆。

至此，练习结束。

你可以花上 5 分钟，10 分钟，乃至更长时间来完成这一次练习，这主要取决于你愿意付出多少时间。注意在练习中不要让自己处在很挣扎的状态——明明已经失去耐心，很想把葡萄干放进嘴里，却又硬逼着自己必须按步骤完成练习。当你发现自己有很强烈的冲动时，如果你能做到，那么试着观察你的冲动，看看它们何时升起，何时落下，而不是被它们支配，或拼尽全力去抵抗它们；如果你暂时做不到这种观察，没关系，按你能够适应的节奏，用尽可能慢又不至于让你焦躁的速度，完成剩下的步骤就好。

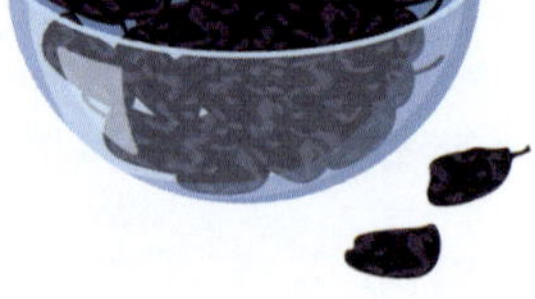

这个练习的目的是帮助你找到专注进食的感觉，从而逐渐建立起新的饮食方法，替换掉以往无意识的饮食习惯。也许你会发

现，用这种“慢得要命”的方法去细细地品尝葡萄干，你所体验到的风味会比一次吃一把丰富得多。很多时候，当我们慢下来，专注于进食的过程，哪怕只有小小的一点食物，都会带给你远超囫囵吞枣、大口咽下的享受。这个练习也可以用在零食上，慢慢品味有助于你控制零食的总量，也会增加你吃零食时的享受和满足感。

当然，你也可以在吃任何东西的时候做非正式正念的练习。在吃正餐、吃零食或社交聚餐时，你都可以抓住机会体验正念进食的感觉。这不会太难，你只需要在吃饭时尝试有意识地去做：

- 动用你的全部感官去体验食物；
- 缓慢地进食；
- 留意胃部是否有饱的感觉；
- 留意并承认吃饭时的冒出的想法和情绪；
- 不去评判你的食物，不去尝试控制你的想法和情绪；
- 只是专注于进食本身。

正念进食可以帮助你自然地达成控制饮食的目的，而不必再耗费太多的意志力去“强撑”。此外，它还能够改善我们的消化、帮助我们享受食物、让我们更放松，减少我们选择不健康食物的可能。

不妨带着温和的好奇去尝试一下，看看你的下一餐会不会给你带来一些前所未有的体验。

三、关于正念的疑问和误区

问题 1：为什么我练习了正念，却没有效果？

回答 1：很多研究显示，正念可以有效增强我们对自身想法、情绪、行为的管理能力，提高我们的专注力与记忆力，让我们有更多的热情和能量投入到当下的生活。然而，我们需要明白，以上的这些好处都不是一蹴而就的。正如坚持每周运动会给我们的身心带来积极影响，但我们不能期待运动两周就能看到身材的明显改变。正念不是药到病除的“仙丹”，更像是调养身心的中药。持续练习，同时对任何结果保持接纳和耐心（而不是要求自己练多少天就必须达到某种目标），大概两三个月之后，你会渐渐地看到改变的发生。

问题 2：正念和冥想之间是什么关系？

回答 2：由于正念最初源于古老的东方传统，一些曾经接触过正念练习的朋友可能会把正念和冥想混为一谈。诚然，两者在一些练习的方式上有很多相似之处，但二者也具有诸多不同。从目的上看，很多冥想练习是在让我们学会如何清空头脑中的念头，而正念则主张接纳和观察它们的存在，而非将它们排除；正念允许想法和情绪自由来去，同时我们可以对当下的事情保持专注。从练习方式上来看，冥想是一种正式的练习，可能需要特定的时间和场所；而正念可以在几乎任何时候、以任何方式去练习。如你所见，我们可以做正式的呼吸或身体觉察练习，也可以在日常走路、吃饭时练习正念，你同样也可以在听歌、驾驶、洗浴、做家务等时候练习正念。正如你可以把运动融入生活，你也完全可以把正念融入生活。

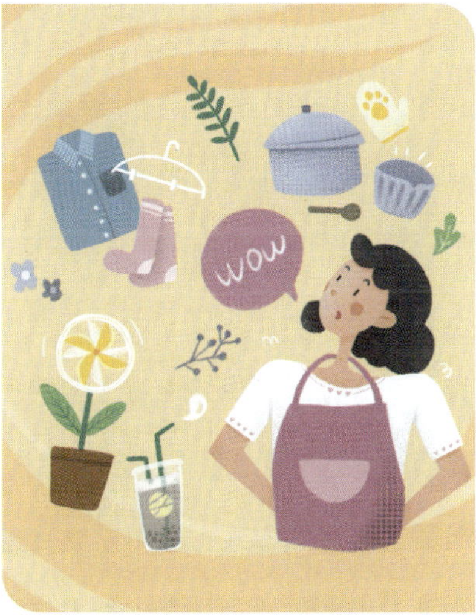

问题 3：正念是为了让我放松或者缓解焦虑吗？

回答 3：不是。从效果上看，很多人在开始练习正念之后确实会有放松的体验产生，但这算是正念练习的"副产物"，而非我们练习的目的。事实上，由于正念让我们更加贴近自己的体验，练习正念可能会让我们感到放松、愉悦、紧张、悲伤，或者根本没什么感觉，这些都是正常的。我们的正念练习是为了培养自己对当下的觉知和开放，而不是为了追求某种特定的感受。可能有些正念呼吸训练和一些放松呼吸训练看起来比较相似，但我们要理解它们在目的上的区别。如果你对正念抱有某些特殊的期待，希望它能"药到病除"，直接帮你放松、助眠、减少热量摄入甚至让你脱胎换骨，那么练习后的结果可能会让你失望。我们要对改变报以耐心。

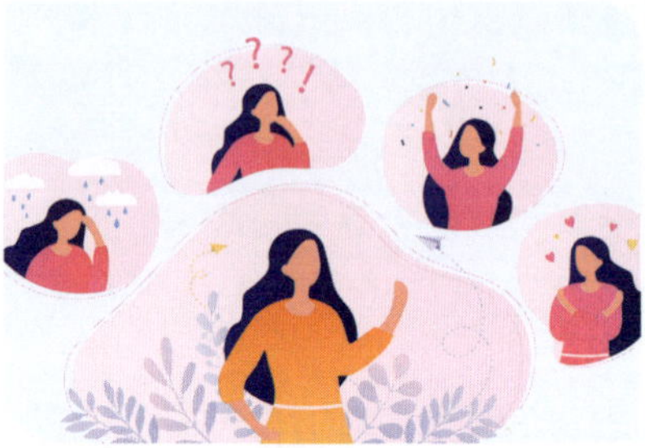

问题 4：我必须时刻保持正念状态吗?

回答 4：当然不必。我们不是在进行“专注力比赛”，没有人会根据你的“正念指数”给你打分。一方面，我们练习正念的意义是提高我们对当下的觉察力，这样当一些情绪、念头和冲动冒出来的时候，我们能第一时间发现它们，然后用合适的方式（而不是立刻进食）进行应对；另一方面，正念也有助于提高我们对饮食过程中饱腹感的觉察，以免一不留神吃太多。开始练习正念并不意味着你永远被禁止分心或评价任何事物。你不必时刻要求自己正念。当你想的时候，去做练习就好。持之以恒，你会逐渐发现变化。

打卡手账

第三节

照顾好你的情绪

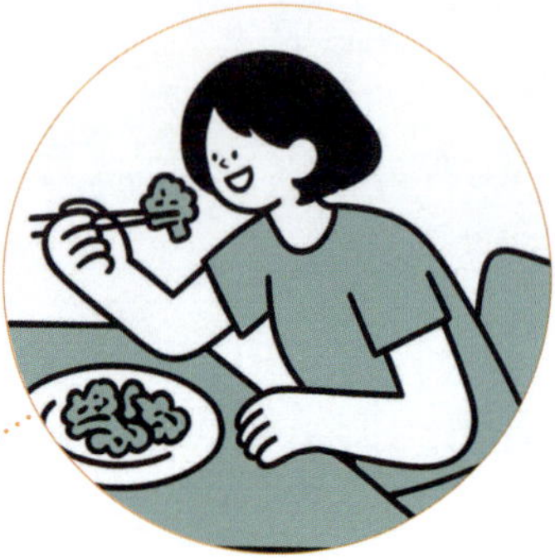

一、熟悉你的情绪光谱

所谓“知己知彼，百战不殆”，想要照顾好自己的情绪，得先了解和熟悉自己的情绪。可能你此时会冒出一个想法，觉得这是多此一举：相处了这么多年，还不了解自己的情绪吗？先别急，事实可能与你的想法有些出入。

情绪不是单一的心理现象，而是一种非常复杂的身心反应，它关联着生理变化、感觉、认知过程及行为倾向，这些是对个人知觉到的独特处境的反应。情绪也可以说是个人受到某种刺激后在内心活动过程中所产生的心理体验。

心理学家认为，情绪包含三种基本成分。第一个成分是主观体验，这是我们辨认和命名情绪首先依靠的成分，如我们都曾在不同场景下体验到喜、怒、哀、乐、爱、惧、恨等情绪。情绪的第二个成分是生理唤醒，如激动时血压升高、愤怒时浑身发抖、紧张时心跳加速、害羞时满脸通红等。第三个成分是外部表现，也就是我们的面部表情、身体姿态和语音语调，比如高兴的时候，我们"眉开眼笑""手舞足蹈"，声调上扬，语速加快，而沮丧时我们"愁眉苦脸""垂头丧气"，声音也变得缓慢而无力。

这三种成分共同组成了我们所说的"情绪"，而一种真实发生的情绪也必然包含这三种成分。这提示我们，如果我们通过主观体验难以分辨自己处在什么情绪当中，那么观察我们的身体反应和外部表现也可以提供重要的线索。

我们可以来看看表 2 中，你对多少种情绪有过体验？这些情绪会在什么时候来到你这里？它们影响你的时候，你有怎样的主观体验、生理反应和外部表现？

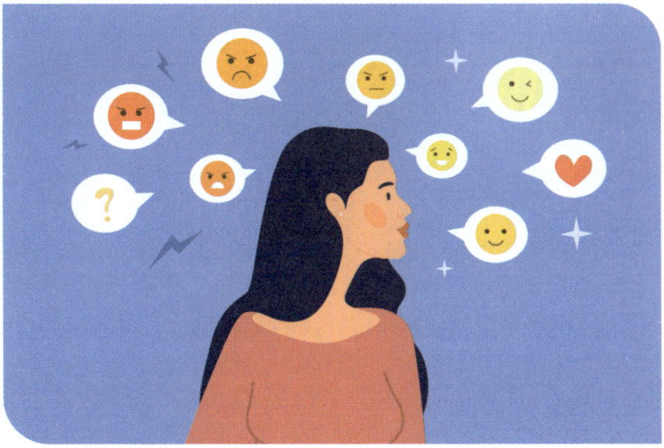

表 2　常见情绪列表

焦虑	快乐	委屈	惊恐	感激	羞愧
敌对	愉悦	阴郁	担忧	同情	耻辱
恼怒	平静	低落	提心吊胆	坚定	窘迫
厌烦	欢欣	悲伤	烦躁	渴望	遗憾
愤恨	兴奋	沮丧	恐慌	怀念	自责
火冒三丈	满足	空虚	不安	热切	内疚
挫败	自信	孤独	紧张	有价值	尴尬
狂躁	激动	无助	怀疑	希望	悔恨
……	……	……	……	……	……

试着体会表格中每一种情绪带给你的感觉，回忆一下，自己最近一次体验到它是什么时候，那时发生了什么，你是什么时候发现自己落入到某种情绪中的？

当然，你可以继续补充这个表格，让它涵盖你的更多情绪体验。一般而言，你能够感知、觉察和命名的情绪越多，你被情绪牵着走的可能性就越小；你越是能够看着它，它就越不容易背着你“干坏事”。

如果你还是觉得辨别一些情绪感受有困难，或者对一些情绪感到陌生，没关系，这很正常。情绪有很强的主观性，每个人的体验都会有所不同，不必因此评判自己；况且有的人天然地更关注外在世界，而非内在感受，这只是一个事实，没有好坏对错。

试着完成下面这个小练习，它会让你慢慢熟悉自己对内心情绪的体验。

小练习　情绪日记

在日常生活中，我们其实经常和自己的情绪打交道。只不过多数时候，我们和情绪只是擦肩而过，这导致我们对一些情绪有点儿"面生"。通过记录情绪，我们可以和这些"老朋友"逐渐熟悉起来。在情绪发生的当下进行记录往往有些困难，不妨试一下以回顾的形式来记录自己的情绪。

每天晚上，你可以花 5 ～ 10 分钟，按以下格式记录今日感受最强烈的 1 ～ 3 种情绪体验：

情境（触发情绪的具体事件）：________________

生理反应：________________

外部表现：________________

情绪命名（可以借助表 2 尽可能细化体验）：________________

情绪强度（按 1 ～ 10 评分）：________________

情境：下午开会时被领导批评

生理反应：心跳加速、手心出汗、肠胃紧缩

外部表现：表情凝重、回避眼神接触、肩膀内扣、声音低沉

情绪命名：委屈 + 焦虑 + 恐惧

情绪强度：7

正如棱镜把白光分解成不同颜色的光，这种结构化的记录也会让我们逐渐能够把混杂的情境和感受区分开来。

并不是每一行内容都必须填满。有些情绪的生理反应可能不明显；有些情绪的触发情境也许不容易识别；有时太多种情绪纠缠在一起，让我们分不清楚。如果你暂时没法准确记录清单上的每一项内容，没关系，这并不意味着你没有完成练习。可以先放下它，把能觉察和记录的部分填写完整就好。

就像这样：

情境：下午一个人待在宿舍

生理反应：________________

外部表现：表情漠然、肌肉松弛

情绪命名：无聊 + 空虚

情绪强度：5

坚持练习，也许你会在某一天忽然发现那些此前未曾注意过的情境、感受和身体反应。

二、放下对情绪的评判

照顾好情绪的第二个要义是"接纳"和"不评判"。也许你已经习惯了用"积极－消极""正性－负性"来分类情绪。这是人之常情，我们都倾向于这样去做。一方面，我们的父母、学校和社会环境很多时候是这样做的；另一方面，从我们的主观感受上来讲，焦虑、愤怒、沮丧、恐惧这些情绪带给我们的体验的确不那么舒服。

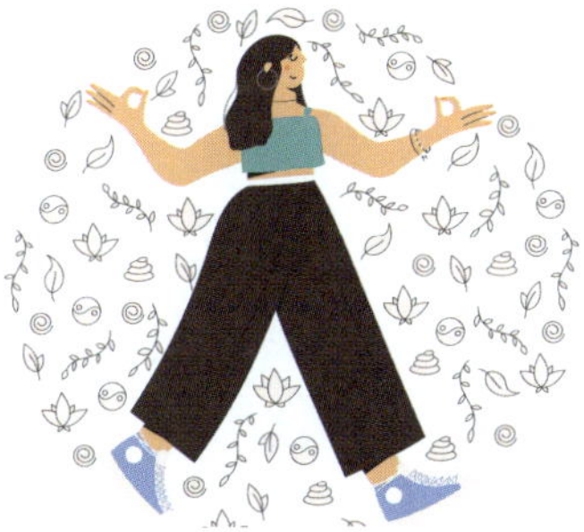

然而我们需要明白一点，所谓"积极－消极""正性－负性"，只是用来描述情绪"愉悦度"这一属性的指标，它并不能代表这个情绪本身的"好坏对错"。我们体验到某种"消极"情绪，说明这种情绪让我们感觉不舒服，而不是说这种情绪本身是坏的、邪恶的、不该存在的或不正常的。消极情绪和积极情绪一样，都是我们情绪光谱的一部分。

从进化的角度讲，无论是积极情绪还是消极情绪，都承担着重要的功能，它们都是十分重要的生存信号。积极情绪通常意味着处境良好，而消极情绪往往在提示着不利于生存的处境，促使人们做出改变。恐惧和厌恶让人们远离危险；焦虑和紧张帮助身体募集能量，准备作战或逃跑、愤怒传递着攻击的信号，能够保护利益不受侵犯；忧郁与悲伤则能够让人进入到一种“低能耗”状态，为未来的重整旗鼓积蓄力量。没有“不该存在的情绪”。

我们需要明白，情绪只是我们的内心对事物的一种反应。如果我们不试图去控制或回避它，那么情绪本身很难获得足以左右我们的力量。我知道这听起来有点反常，但研究发现，由外界刺激引发的初级情绪，在生理层面的神经和腺体活动最多维持 90 秒，前提是我们不刻意去压制或反复回想它！也就是说，如果我们不去管它，那么事件诱发的情绪反应在一分半钟之内就会自行消退。

麻烦的是，很多时候我们会选择“在流沙中挣扎”。出于“成熟的人不应该有消极情绪”这样的信念，我们会不自觉地受到“想要完全除消极情绪”的驱使，然后试图“切除”“远离”或“丢掉”我们感知到的消极情绪。然而，这种与情绪对抗的方式本身其实会带来更大的痛苦。和情绪的拉扯让我们不断内耗，痛苦像滚雪球一样越滚越大，最终大到我们不得不通过吃东西来逃避它。

所以，我们应该怎么办呢？

简单的回答是，放下评判，放弃挣扎。放下评判就意味着不再去区分情绪的"好"和"坏"。放弃挣扎意味着不再和情绪对抗，而是承认它的存在。

也许一些情绪的出现会让我们感到痛苦，那么，承认它。对自己说，"我现在正感到焦虑 / 恐惧 / 愤怒 / 沮丧 / 挫败，这让我很痛苦"。之后，告诉自己，"但没关系，谁都有痛苦的时候，痛苦是生活的一部分"。也许一开始说这样的话会让你感觉有点别扭，但这是因为我们从未被教育要以正念的方式面对痛苦、对我们的情绪保持平等之心。我们总是被要求"情绪稳定"，似乎感到痛苦就是软弱和无能，而这造就了我们压制、对抗和逃避负性情绪的倾向，也最终导致了情绪性进食的产生。

我们的情绪就像波浪，有时高，有时低；有时强烈，有时平静；有时痛苦，有时愉悦。但波浪总会平息，情绪也不会一直持续。如果你能任由它来去，同时继续专注你当下的生活，那么你会渐渐发现，情绪不会真的带来那么大的困扰。

我们无法离开这片海域，也无法掌控波涛，但我们可以学会冲浪；我们无法真正摆脱或一直控制自己的情绪，但我们可以学会如何应对情绪。

三、调节情绪的策略

情绪性进食往往会带来很多自责、羞愧、罪过的感受，因为我们习惯了责备和批评自己。为了有效应对这些自我批评，我们还需要更多照顾自己的技巧。下面介绍三种能够帮助我们减轻自我责备和情绪负担的方法。尽管各有侧重，但它们的核心都一样：爱自己，善待自己。

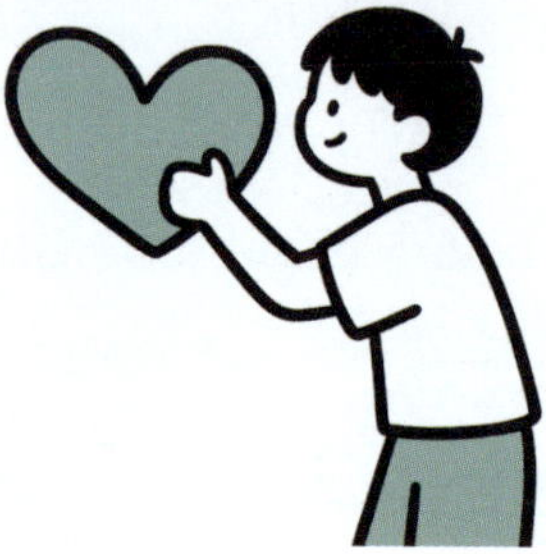

自我关怀

你有没有发现，很多时候，我们对于其他人比对自己更为友善？我们似乎习惯于对自己严苛，却忽略了，自己和其他人一样，都是人，自己也同样值得被尊重和善待。自我关怀意味着，当你感到痛苦时，承认它（这是情绪正念），然后像对待好朋友一样对待自己，给予自己关心、安抚、友善和支持。

小练习　自我关怀的方法

找一个安静舒适的地方独自思考。做几次深呼吸，找一个舒服的姿势坐下或躺下，让自己平静下来。

闭上眼睛，想象一下最近你感到压力、焦虑或不知所措的情况。在回忆的同时，允许自己去体验这些情绪，不要去评判或试图改变它们。

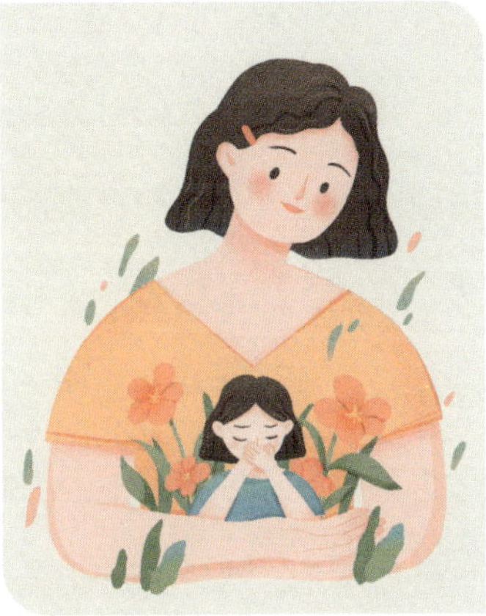

例如，上周日我一个人待在我的小公寓里。10点，我还躺在床上。整个房间里寂静无声，空虚和孤独让我难以忍受。那会儿我特别想吃东西。我挣扎过，但最后我还是认输了。我吃了一盒饼干、两包干脆面和一桶冰淇淋，还喝了一瓶果汁。现在回想起来，我真的觉得自己很差劲，很让人讨厌。

现在，想象一下你在对自己说话，就像你对一个跟你经历了同样情况的好朋友说话一样。你会说些什么来给予支持、善意和关心呢？你会说什么鼓励或理解的话来帮助你的朋友？

例如，没关系，人无完人，谁都不是完美的，不必对自己太苛刻。一次失败并不意味着你很差。改变习惯是不容易的，你已经在努力做到最好了。慢慢来，你会逐渐变得更好。

重复这些话，你可以出声地讲给自己听，也可以在心里默念。用一种善良和温柔的语气，给自己提供像对待好朋友一样的支持和同情。

当你向自己表达关怀时，注意你的身体感觉。你是否感到更放松、平静或感到安心？或者有一些酸楚和悲伤的感觉？做几次深呼吸，体验当下的感受。

自我宽恕

很多时候，我们对自己会比对别人严苛得多。我们容易在犯错或失败之后陷入自责和自我批判，并沉溺于由此带来的消极感受难以自拔。显然，陷入这些情绪对我们的减重有弊无利。而自我宽恕就是一种让自己从自责和羞耻当中脱身的重要练习。我们承认自己犯了错/做得不够好，但我们不会因此批评自己，而是以一种接纳的态度认识自己的不足，然后找到继续前进的有效方法。

小练习 自我宽恕的方法

回忆或想象这样一个情景：你情绪化地吃了很多食物，然后感到非常后悔。请允许自己完全承认和感受自己的情绪，不要试图改变它们或评判它们。（记住，这件事已经发生了，你无法改变它。）

例如，我努力地控制自己的食欲。将近一个月的时间里，我没有过情绪性进食。但前天，我得知我考研失败了。当时我崩溃了，在我意识到之前，我吃完了几乎一整盒泡芙。我非常后悔，我觉得我犯了难以弥补的错误，控制饮食的努力也都付诸东流。

承认每个人都会犯错误，并非只有你才会如此。深吸一口气，想象你一直以来批评和指责自己的消极言语，都随着你的呼气排出体外。

就像一个气球向外排气一样。

现在，试着理解自己的遭遇和处境，原谅自己。

例如，我原谅自己犯的错误。我也是一个人，我和其他人一样可以犯错误。我知道我当时已经尽力了，我愿意从这次经历中学习和成长。

当你继续给予自己原谅和理解时，注意你身体的感受。你是否感到更轻松、更自在，或者内疚和羞耻的负担减轻了？做几次深呼吸，让自己完全体验到自我原谅的感觉。

当你准备好了，慢慢地睁开你的眼睛，花上一点时间来反思你的经历。在日常生活中，任何时候都可以使用这个练习来原谅自己，或者练习培养自我原谅。记住，自我原谅是一个过程。当你处理任何困难的情绪或经历时，都要有耐心和对自己的友善。

自我认可

“认可”自己的感受意味着你承认自己有某种感受、允许它的存在，以及真正理解它为何会出现。重要的是你对自己体验和感受的看见、确认和接纳，而非评判它。认可不等于赞成，不要对头脑中的消极想法、情绪或破坏你减重的行为说“你是对的”，而是需要告诉自己，我持有这种观点，我感受到这种情绪，我有这样的反应，是可以的，是有原因的，不是毫无道理的。在那之后，依然要用理智去找到更合适的应对方法。

小练习 自我认可的方法

花点时间回想一下你最近一次情绪性的进食。当你回忆所发生的事情时，允许自己完全体验并承认当时的那些情绪。然而，不要赞同它们，也不要因为这种感觉而评判或批评自己。

第一步：承认自己有某种情绪。

例如，前两天我的女朋友忘记了我的生日，去和单位的同事们聚餐了。我气得吃了一桶炸鸡。我当时真的感到很伤心，也很生气。

第二步：在承认的基础上，允许自己有这样的感觉。注意不是赞同你的感受，只是允许它出现。

例如，我当时感到伤心、沮丧和愤怒。这是可以被允许的，我不是在无理取闹。

第三步：当你真正能够获得对自身某种情绪的理解时，可以告诉自己那是为什么。承认自己反应的合理之处。

例如，我的伤心难过不是没有理由的。她之前答应过我，会为我准备生日礼物和晚餐，可是她完全忘了我的生日。去年就是如此，这

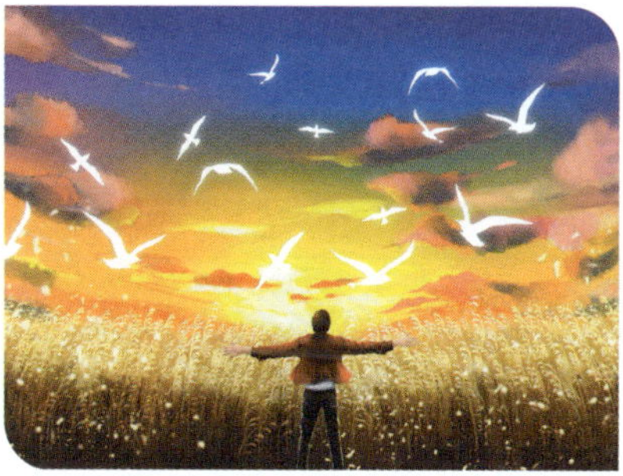

让我实在难以接受。她的行为让我感到自己不被重视。就像在我的家庭里和公司里一样，从来没人关心过我。如果其他人遭遇过和我一样的事，那么他们也同样会感到难以忍受。

第四步：尊重自己感受的同时尊重客观事实，承认感受的合理性，但不要对你的破坏性行为表示认同。

例如，我承认我感到受伤，而吃一桶炸鸡确实能缓解我的伤心和愤怒。但我也承认情绪性进食有很大的代价。我可以寻找更有效的方式来应对我的感受，比如和她谈一谈，或者找朋友倾诉一下，这些方法都好过暴饮暴食。

打卡手账

第四节

触发因素的识别与应对

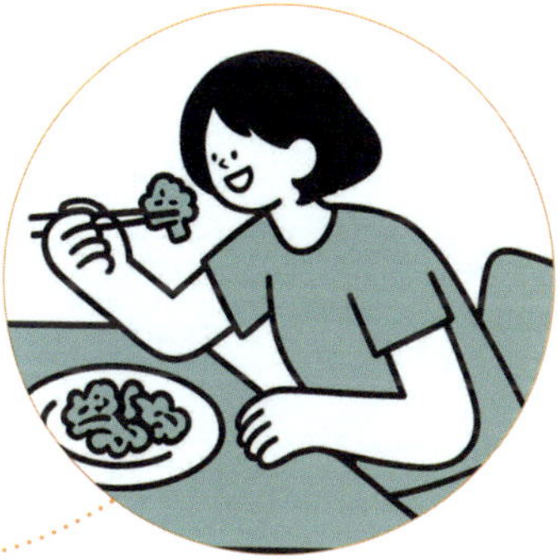

一、发现情绪性进食的"触发点"

你是否留意过自己在什么时候、什么场合下会开始不自觉地吃东西？哪些场景可能触发你的情绪，进而导致进食？乍看之下这些问题确实不好回答。但如果我们能对自己的进食进行持续性的记录和监控，答案就会逐渐浮出水面。

给自己一点耐心，花上个一星期，去记录一下自己都在哪些时候，什么地点，吃了什么，吃了多少。当你能够从自己的进食行为中发现规律，管理它们就会变得容易。因为真正让我们的饮食管理失败的，恰恰都是我们没注意或不知道的部分。

小练习　饮食日记

记录进食过程：记录自己每天吃下的每一样东西，包括进食情境

（时间、地点和场合），进食内容（食物种类和数量），以及进食之前、进食过程中和进食之后你的感受如何。记录得越细致越好，见表3。

表3 饮食记录表

进食情境	进食内容	进食之前的感受	进食过程中的感受	进食之后的感受

寻找相似性：大概一两周之后，你就可以回顾和总结一下了。找找你吃的东西有没有共性？进食时间有没有规律？在吃之前和之后你的情绪有没有相似的反应？

例如，经过我对自己的观察和记录，我发现我经常会在下午上班的时候喝一瓶汽水，再吃半包饼干或者一袋软糖。周末休息时可能会自己去吃一顿火锅或者自助餐。

反思情绪诱因：花点时间回顾一下一天当中你的情绪变化。有没有一些特定的时间或事件会诱发你强烈的情绪？哪种情绪是你经常体验到并感觉不太好管理的？

例如，我发现工作中我经常感到压力，并且我和同事也都比较疏远，这可能让我有些孤独。周末我一个人在家的时候，也觉得空虚、无聊和寂寞。可能是为了排解压力和无聊、孤独，我通过吃东西让自己感觉好一些。

制定应对策略：发现诱因之后，你就可以有针对性地制定一个应对策略。未雨绸缪，在吃下太多东西之前，防患于未然。

例如，我会用不含糖的苏打水来代替可乐，并且不再去买饼干和糖。我会尝试用音乐跑来舒缓压力，明天或者后天，我会邀请一名同事一起吃饭，尝试跟他建立关系。我也会加入周末篮球俱乐部，试着结交更多朋友。

准确识别和应对触发点是一个持续的过程，需要一些时间和不断的练习。对自己保持耐心吧！随着你对自己越来越了解，你将越来越能够管理自己的情绪，减少情绪化进食的可能。

二、叫停进食的冲动

也许你会觉得，情绪正念、认可和做计划从长远来看对我有用，但远水解不了近渴，它并不能缓解我当前的痛苦，也很难阻止我当下吃东西的冲动。我们的痛苦太过强烈，那当务之急就是

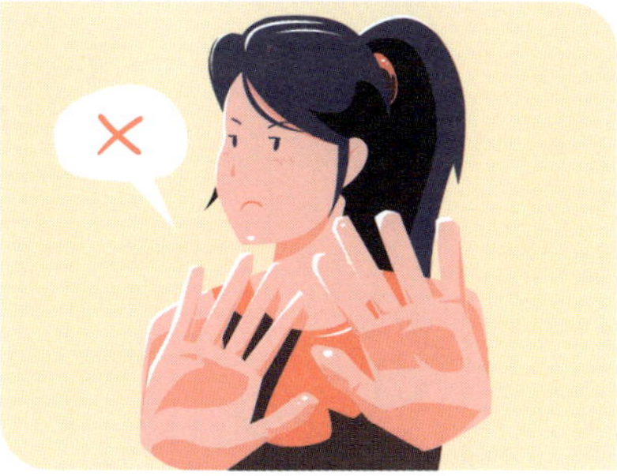

耐受情绪上的痛苦，避免做出更破坏我们体重管理的事，例如，吃一大桶冰淇淋或一盒炸鸡翅。

辩证行为疗法（DBT）提供了一些限制冲动的“痛苦耐受”技能。你可以把它们用在阻止强烈痛苦或进食冲动上，以避免吃下太多的东西，进而让自己过分自责、羞耻或后悔。

小练习 痛苦耐受

当你感到强烈的情绪痛苦或进食的冲动时，你可以尝试下面的技巧：

①正念行动

还记得白熊实验吗？和自己的冲动纠缠、告诉自己不要再去想某些事情、试图忘记痛苦的情绪实际上往往会带来你不想看见的结果。这时，一种合适的方法是，让自己从当下的处境（包括现实环境和头脑中的想法）中脱离出来，去做点别的事。出去走走、和朋友打电话、给自己泡壶茶、写写字、看看书、听音乐……你完全可以给自己列张表单，当你的冲动和痛苦难以忍受的时候，带着觉察、专注和不评判的心做做上面的事，可以有效阻止你通过大吃一顿来缓解痛苦。

②为他人做件事

如果你觉得上面的行动让你难以执行，那么也可以试着主动帮别人做点事，比如问问你的同事需不需要倒垃圾，问问你的室友需不需要取快递或者打水，也可以去主动关心一下家人的境况。这种行为的本质与上一条一样，可以帮助我们暂时脱离心理的痛苦和冲动。

③体验强烈的感觉

这里的"感觉"是指身体感觉。强烈的身体感觉同样可以分散我们对痛苦的专注，减缓我们的冲动。我们可以采取一些无害的方法来诱发身体的感受，比如在天冷的时候外出散步（注意控制时间，别感冒了！）、含或嚼冰块、洗冷水澡（热水澡也行）、使劲捏核桃、用橡皮筋弹自己（但是别太用力）……总之确保自身安全的情况下，用身体的感觉占据意识，可以帮助我们暂时搁置痛苦，避免冲动。

④暂时封存问题

如果以上改换环境的方法不奏效，在你做事时，你的头脑依然被"困在"痛苦里，那么你可能需要这个技巧。闭眼想象一下，是什么样的痛苦让你此时如此想要大吃一顿，试着把那种痛苦变成一幅画面，然后在头脑中，把画放在一个盒子或者箱子里，盖好盖子，再上一把锁，暂时扔进柜子里。想象的过程越生动、越逼真越好。完成想象之后，再重复上面其他的技巧，可能会更容易一些。

⑤思考中性想法

这同样是一个帮助你转移注意力的方法。"中性"意味着你的思考不会再让你更痛苦。可以试着唱首歌，或者利用环境里的其他东西来锚定你的注意力，比如对自己说说（或写下）你能看到的 5 种颜色、听到的 4 种声音、摸到的 3 种物体、闻到的 2 种气味，以及能感受到的 1 种身体感觉。如果你所在的环境不合适，比如有太多零食，那么在使用这个技巧前，你得先换一个“中性”的环境。

⑥休息一下

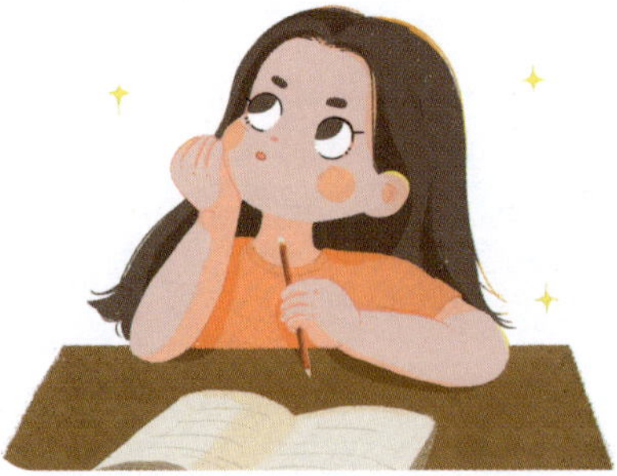

压力或睡眠不足容易诱发情绪性进食，因此通过短暂休息来减少压力可以有效减少吃太多的可能。可以给自己一些放松休息的时间，散散步、躺一会、听听白噪声、把眼前的事务暂时搁置或者交给别人（例如，和同事换个班，或者找别人帮忙照看孩子），或进行呼吸放松练习，吸气 4 秒，屏息 2 秒，呼气 6 秒，降低压力激素的水平。你可以找一种适合你的休息方法，让自己放松一下。

这些方法可以在短时间内起到“救急”的作用，让你不至于“陷”到情绪的痛苦当中。当你的痛苦达到让你有明显的进食冲动的时候，你可以先定一个 15 分钟的闹钟，告诉自己，我要用上面的那些技巧，让自己坚持 15 分钟不吃东西。闹钟响起之后，体验一下冲动是否有缓解，然后再定 15 分钟的闹钟，如此循环，直到冲动消失。

如果你最后还是忍不住吃了一顿，也没关系的。你发现了吗？你已经向自己证明了，你感到冲动的时候，不会第一时间去吃东西。你正在用技巧拉开自己与情绪性进食的距离，这非常值得庆幸。继续练习上面的技巧，让这个时间慢慢变成 30 分钟、45 分钟、1 个小时。

如果你发现自己没法坚持到 15 分钟，你也可以把闹钟的时间缩短到 10 分钟。所谓"不积跬步，无以至千里"，我们一步一步来，坚持练习，一定会收获成效的。

打卡手账

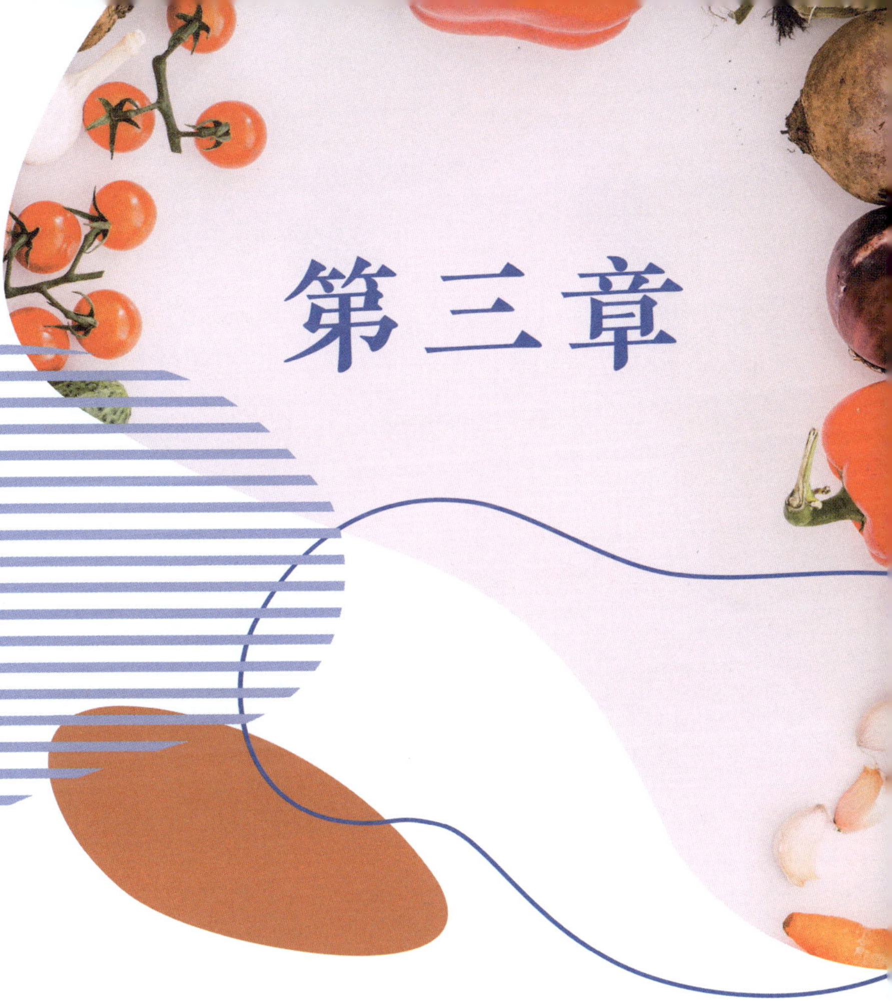

第三章

识别大脑的认知把戏：塑造减重的合理心态

当你因为熬夜加班错过了第二天的晨练，当你因为参加同学聚会吃了太多比萨，当你完成了一个21天的训练计划后却发现体重基本没有下降，可想而知，你大概率不会有什么好心情。这是减重当中的情绪波动常态。有些人会感到备受打击，沉浸于沮丧当中，就此放弃；也有人在短暂的受挫后，重新站了起来，调整减重计划，不断尝试新的方法管理自己的体重。

以往，我们可能会用“意志力”来解释这种行为差异，好像一些人天然地比另一些人更能坚持。然而，真正的坚持却并非刚性的“忍耐”，其下藏着我们未曾留意的心理秘密。试想一下，如果在遭遇一次减重的挫败后，有人不断地告诉你：“你今天吃了一块蛋糕，这一周的努力全都白费了”“你天生就是易胖体质，怎么努力也没有用”“如果你不能瘦下来，没人会喜欢你”“你连体重都掌控不了，更没法掌控人生，你是个失败者”……毫无疑问，这个时候，你的意志力会被削弱，挫折感骤生的可能性就会很大。

要是谁真的说了这些话，可能你会气得想要给他/她一拳。然而，如果这些话是你的大脑对你说的，并且它一直不断地对你重复这些话，那么你可能就会很自然地信以为真，并因此感到泄气和沮丧。毕竟，有多少人会怀疑自己头脑中想法的真假呢？

本章我们将着重探讨，我们头脑中的想法如何导致了我们的情绪低落，并最终导致了减重的失败。同样，在你理解了大脑的这些认知把戏之后，也可以经由相应的练习，更好地运用你的理智，管理好你的情绪，并做出适应性的行为。

第一节

认知、情绪与行为的关系

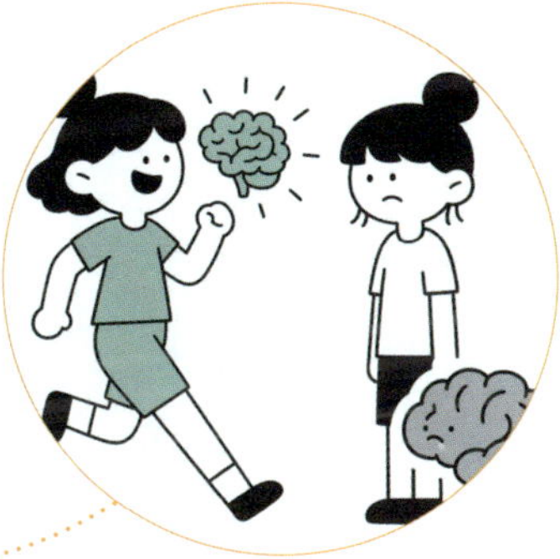

一、情绪的 ABC

很多人会认为，我们的情绪就是对某个外在事件的直接反应。然而，事实恐怕并非如此。

想象下面这个场景：

你是一名老师，今天你代替一名生病的同事，正在讲台上给学生们讲课。这时，你忽然发现有一名同学竟然趴在桌子上睡觉！

面对这种情况，你可能有以下几种不同的想法：

想法一：

“这个学生一点都不尊重我，他 / 她想跟我对着干。”

想法二：

“我讲的课太无聊了，学生都听睡着了。”

想法三：

“可能这个学生昨天熬夜学习，没有好好休息，他/她只是困了。”

想法四：

“也许这个学生上谁的课都会睡觉，他/她只是对学习不感兴趣。”

想法五：

……

试着代入上面的场景和想法当中，体验一下自己在不同想法下都会产生哪些情绪。你是会愤怒？沮丧？紧张？平静？还是关心这个学生？

不难发现，即便面对同一个情境，随着想法的改变，我们体验到的情绪也会有所不同。也就是说，我们的情绪很大程度上取决于我们的思维方式。

而美国心理学家阿尔伯特·埃利斯指出：“人的情绪不是由外界的事件直接引起的，而是由我们对这些事件的解释和评价所决定。”他将“认知”作为情境与反应之间的中介变量，提出了著名的“情绪ABC”理论。该理论认为，真正决定情绪的，并不是事件本身，而是我们头脑对事件的认知，也就是我们的看法和思维。

比如，面对“昨晚睡觉之前吃了一块蛋糕”这样一个客观事件，有人会想，“完了，我失控了，我是个失败者”，然后感到自责、抑郁和羞愧；另一个人则可能会想，“哦，这不算什么，明天我下班之后骑自行车回家，多消耗一些热量就好了”，这样他 / 她就不会有这么多的内心纠葛；还有人会想，“这无疑是个问题，也许我应该调整一下我的饮食结构，保证我晚上不会那么容易饿”，然后满怀好奇和期待地继续自己的减重之路。

当代认知行为疗法（CBT）主张把思维和情绪的关系看成是双向的。我们的思维可以影响情绪，情绪也能反过来影响思维。愤怒的人总是想到他们如何被伤害，抑郁的人只看到生活中的消极一面，而焦虑总是让人抓住事物的危险性不放。而且，情绪越是强烈，我们的思维和理智往往越是受限，越可能会歪曲或忽视真实的情况。你应该也体会过那种在一个聚会上，轮到你发言时，那种不知所措和头脑空白的感觉吧。那时的紧张和焦虑过于强烈，你可能满脑子都是“完了完了，我根本不知道说什么”，完全不会去想过去自己那些应对自如的经验。

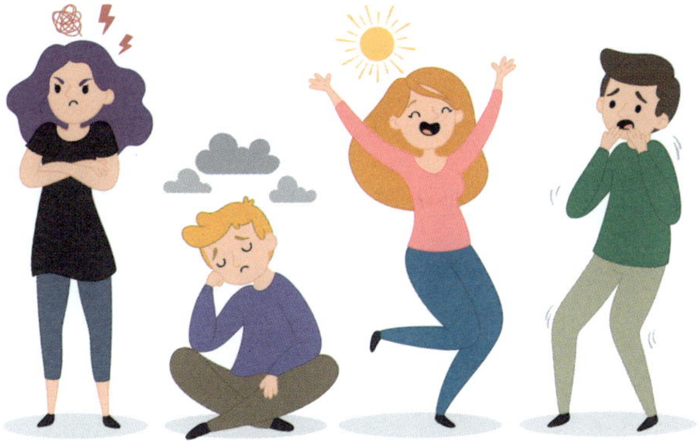

同样，当你因为错过一次训练，或者不小心吃多了零食，又或者被别人不经意地评价“最近胖了”，你都可能会在内心感到焦虑、担忧、羞耻、自责。如果这些情绪强烈到一定程度，那么理智的思维就会暂时短路，你可能会就此陷入情绪里，全然否认你此前的努力，相信自己很差劲，忘记自己一直以来在体重控制和管理方面的那些成功和进步！下次再出现这种情况的时候，记得先深呼吸，冷静一下，提醒自己，“受情绪影响，现在我的想法会比较极端，它们未必能够正确地描述事实”。待到情绪平息、理智上线，再尝试客观评估自己的处境。

二、认知与行为

认知与行为之间的关系非常有趣，它们也是相互影响的。如果你想做到一件事，那么你首先要相信自己能够做到！如果你从来不觉得自己能够成功减重，那么你大概率不会去制订或实施你的减重计划，比如控制饮食或者定期运动。如果你相信自己天生就是易胖体质，那么你在吃的方面可能就会更无所顾忌。然而，这些行为造成的结果就是，你确确实实变得比其他人胖。这样的现实会反过来塑造你的认知：我就是瘦不下来。由此，一个“认知－行为”的闭环形成。你提出了一个关于自己的预言，然后亲自实现了它。

小故事 信念的力量

自20世纪初以来，无数田径运动员都在不断挑战在4分钟以内跑完1英里（约1.609公里）。人们发现，哪怕是世界级的田径比赛中，哪怕选手们不断打破纪录，他们跑完1英里所花的时间，也只能不断接近4分钟，却无法突破它。无数田径教练和专家不断研究突破这一极限的方法，他们考虑了跑步的速度分配、赛场的温度、风速、跑道的材质，以及观众等诸多因素的影响。但即便有当时科学的理论进行指导，4分钟大关却从未被突破。专家们甚至断言，人类的生理极限决定了4分钟跑完1英里是不可能的事。

然而，就有这么一名不信邪的医学院小伙儿——罗杰·班尼斯特，他坚信自己能够突破4分钟的大关。最终，他通过不断的训练和调整自己的跑步方法，在1954年以3分59秒4的成绩成为史上第一个在4分钟以内跑完1英里的人。

我们可以从中看到一个人的信念如何影响了他的行为。

然而，故事到这还没完。在罗杰·班尼斯特成功"突破极限"之后，有趣的事情发生了——世界各地陆续有越来越多的人都能够在4分钟内跑完1英里了！难道他们的体质和跑步技巧在短时间内集体提升了吗？显然不是。是罗杰·班尼斯特的成功改变了人们的信念：

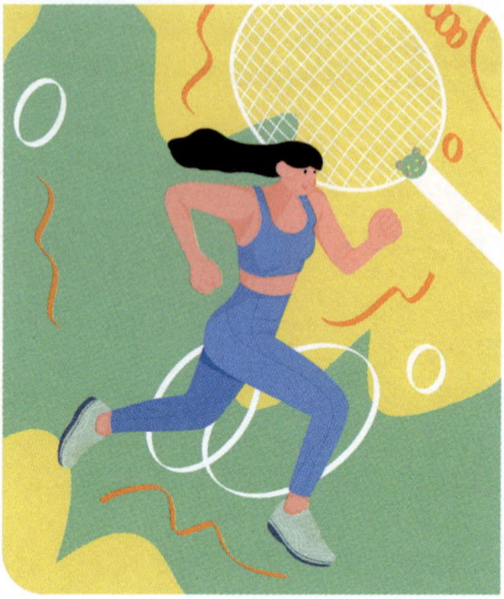

此前人们不相信 1 英里可以在 4 分钟内跑完，所以基本没人愿意去坚持尝试。然而，当看到有人真的做到了，人们的信念就发生了改变——这原来真的可以做到！这种信念无疑会激励更多的人去尝试，也就提高了成功的概率。

看到这不妨停下来反思一下，你在减重的路途上，有没有过自我设限呢？会不会你一直信以为真的某些“事实”，其实是你自己的自证预言呢？会不会，我们的头脑一直在“欺骗”我们呢？

打卡手账

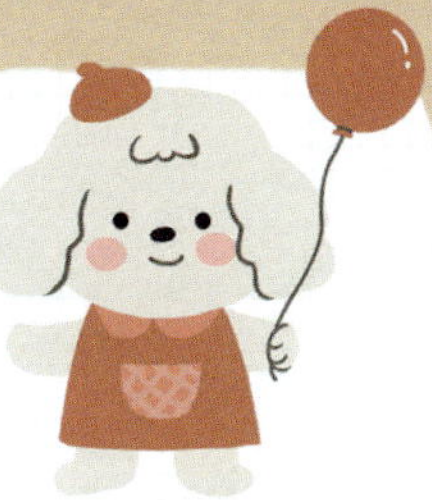

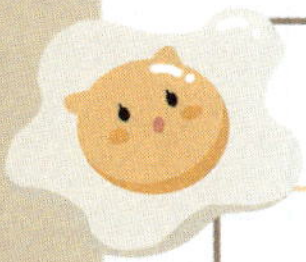

第二节

减重中常见的思维误区

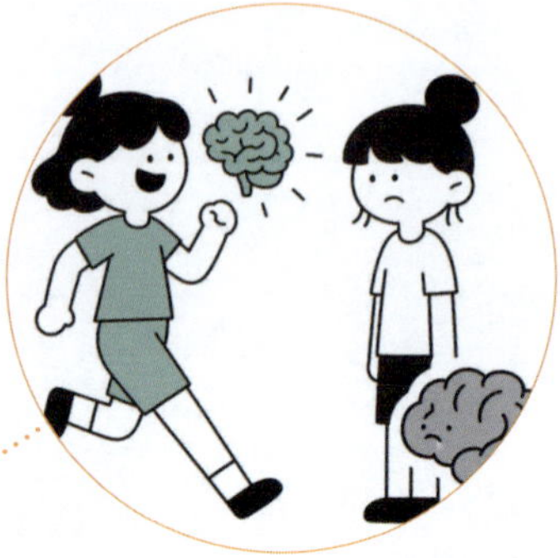

你有没有想过，人类大脑生成的思维究竟有几分靠谱呢？

人类的进化是一个漫长的过程。相比一万年前，人类的身体和大脑，其实并未发生太大的变化。然而，人类在过去几千年的时间里却发展出了与进化速度完全不匹配的生产力，进而让我们的生存环境发生巨变。从农耕文明到工业社会，再到信息时代，我们生活的世界在不断发生着巨变。可智人的进化速度远远比不上世界变化的速度，我们大脑的版本似乎还停留在几万乃至几十万年前的远古时代。可想而知，这种为适应原始生活而进化出的大脑和当下的生存环境必然存在很多不兼容。这就导致，我们大脑在当今这个版本的世界里运行的时候，会出现很多难以避免的偏差。扭曲的认知由此产生，比如，不合理或不真实的自动化思维。

很多时候，我们的消极认知都是自动化运转。如果不主动去觉察，那么我们可能很难发现自己竟然有如此想法。然而，意识不到并不意味着它们不存在或不会产生影响，没有被觉察和发现的思维依然会左右我们的情绪和行为，并产生一系列连锁反应。下面介绍一些减重当中常见的自动化思维，这能帮助你更好地识别它们，避免大脑总是自动输出不正确的信息。

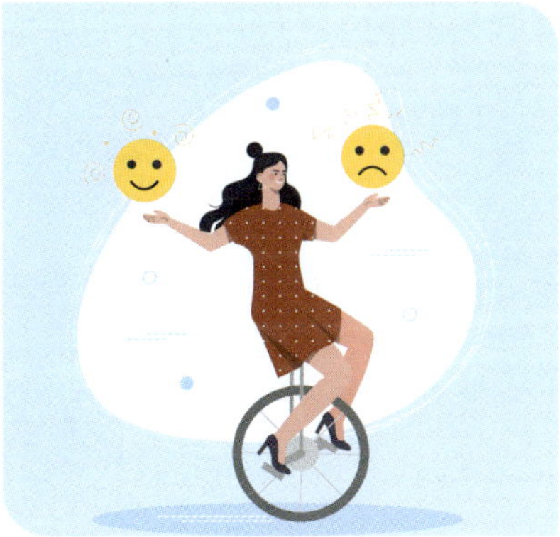

非黑即白 / 全或无

我们的想法很容易两极化，缺少合理的“中间地带”。这是我们的大脑为了节省认知资源而在信息处理的准确性和全面性方面做出的妥协。比如，我们会很轻易地做出“要么彻底吃减脂餐，要么压根放弃减重”的决定；相信“一旦吃了一点高热量食物就会导致减重彻底失败”；或者要求自己“我必须一次不落地完成运动打卡，否则就瘦不下来”。

灾难化

顾名思义，灾难化的思维意味着我们会不自觉地夸大某些事件的消极影响。例如，在你称体重时，如果你发现自己这周重了 0.5 kg，那么你可能就会惊呼：“我的体重反弹了！完了！”之所以“完了”，不仅仅是因为“重了 0.5 kg”，而是因为你放大了“体重上涨 0.5 kg”

带来的影响。也许你这一周努力地节食和运动，可体重不降反增，于是你认为自己再也瘦不下来了，进而可能会联想到自己会因为体重超标而遭到别人的嫌弃或嘲讽，在找工作或晋升的时候因外貌原因而遭受歧视，或因体重超标而患上健康问题，最终生活在痛苦之中。这一系列想象中的灾难化结果才是压垮我们意志的元凶。

以偏概全

“以偏概全”意味着用个别的失败经历否定整体进展。这点在情绪强烈、导致思维狭窄时经常发生。我们容易因为一次“破戒”、一次“偷懒”、一次“跟不上”，就断定自己“不自律”“没毅力”“不是这块料”，全然不顾自己已经有勇气踏足减重的领域，并且一直在努力坚持的事实。

我们的头脑几乎一刻不停地生产着各种自动化思维。我们回忆过去，想象未来，不断对自己说话，给自己“放电影”。如果我们不去辨认大脑是在如实地反映真实情况，还是在以自动化的方式“糊弄”我们，那么这些不合理的自动化思维无疑会对我们的情绪和行为带来真实的影响。

在真正对自动化思维“动手”之前，我们同样得先意识到它们的存在。下面这个练习或许会对你“捉住”它们有所帮助。

小练习 使用五栏记录表

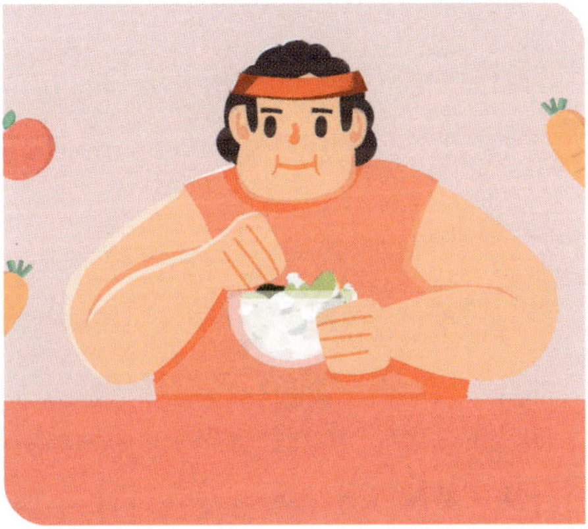

如果你发现自己的情绪（比如焦虑、羞耻、自责、孤独）难以管理或行为（比如暴食、自我封闭、拖延运动）难以控制，并且怀疑它们可能受到了自动化思维的影响，你想找出可能的自动化思维，那么表4可能会对你大有用处。

第一，为自己设定一个要改变的情绪或行为，它将成为你记录的“靶点”。比如，如果你想要管理情绪性进食问题，那么就在任何一次情绪性进食发生时或发生后进行记录；如果你已经明确触发情绪性进食的是孤独的感受，那么你要管理的是孤独情绪，因此你就在任何一次感到孤独的时候进行记录。当然，在你精力允许情况下，你完全可以在孤独或饮食失控两种情况发生的时候都进行记录，这将更有利于你找出自己的自动化思维。

第二，按情境、情绪（情绪强度）、生理反应、行为和自动化思维进行记录。

表 4　五栏记录表

情境	情绪（评分）	生理反应	行为	自动化思维
周二下午 3:00 左右，办公室的同事递给我一块蛋糕	焦虑（75%） 羞耻（25%）	手心出汗 心跳加快	拒绝同事的蛋糕	我拒绝了同事的好意，他 / 她肯定很失望 他 / 她不会喜欢我了 没人喜欢我，没人愿意陪着我 我很难过，只有吃东西会让我感觉好一些
周二晚 7:00，我回到公寓，家里空无一人，漆黑一片，寂静无声	内疚（85%） 孤独（10%） 沮丧（5%）	长长地叹气 浑身无力	走到冰箱前，拿出巧克力蛋糕，一个人吃起来，还喝了一瓶饮料	如果吃上一口，那么我就会“胖死”，吃下蛋糕意味着我不够自律

对于情境的记录，至少要包含时间、地点、人物和事件。对生理变化的观察有利于我们觉察和识别自己的情绪，比如拳头攥紧可能意味着愤怒，身体发抖可能是因为恐惧，出汗和呼吸急促往往与焦虑有关，垂头丧气可能是因为沮丧。当你能够识别出自己的情绪后，给它命名，然后为强烈程度（0%～100%）打分。你还可以记录一下，在那个情境下你都做了什么。

我们的自动化思维可能是一个词、一句话，也可能是某些图像，或者曾经的记忆。一开始想找到自动化思维并不容易，很多时候我们的情绪和行为看起来就像是无缘无故的，甚至在当时的情境下显得很奇怪。这就是为什么在寻找自动化思维之前，我们要先梳理生理、情绪和行为等多方面的信息。有了这些信息，我们可以再问问自己："在我感受到情绪之前，我在思考/想象/回忆什么？""当前的情境使我联想到了哪些画面？"

如果你依然觉得没有头绪，那么可以试试下面几个问题，它们往往与特定情绪相关联：

感到焦虑/恐惧：我在担心什么？有什么糟糕的事会发生？最坏的结果会是什么？

感到低落/抑郁：这个处境对我的生活意味着什么？我如何想象我的未来？

感到愤怒：在我看来，其他人是如何看待 / 对待我的？

感到内疚 / 羞耻：我是否伤害了他人？在我看来，自己犯了哪些错误？我是否在批评自己？其他人会怎么看我？

当然，以上内容都是参考，这些问题和情绪之间的搭配是灵活的。你可以挑几个你认为有帮助的问题，放空头脑，然后问上自己3遍，“捕捉”你头脑中飘过的想法。持续练习，你就会慢慢熟悉并找到头脑里那些“隐性”的自动思维。

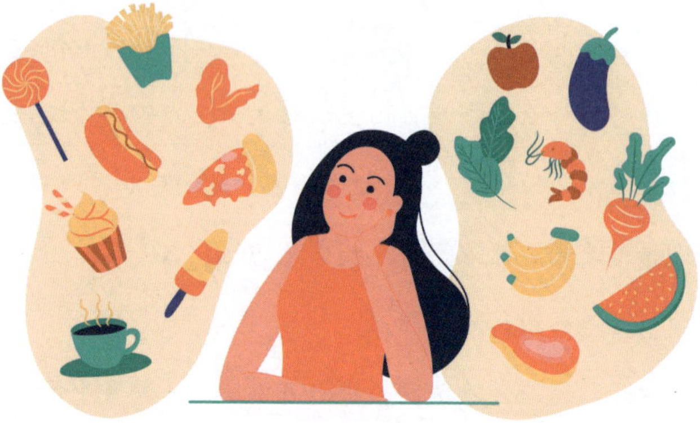

打卡手账

第三节

如何塑造合理的认知？

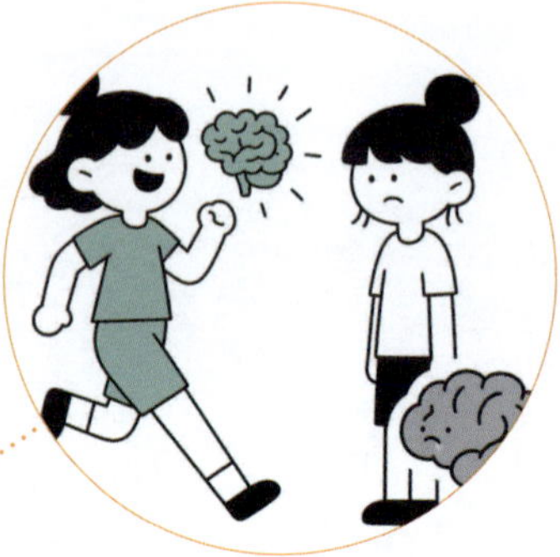

一、对思维保持正念

随着记录的持续，相信你正逐渐熟悉自己大脑的“诡计”，找到那些造成困扰的自动化思维，并把它们标记出来。这很好，所谓“吃一堑，长一智”。那么接下来，我们就要学习如何在自动化思维产生的那个当下，及时和它拉开距离，以免自己“上当”。

我们已经在第二部分介绍过正念——它意味着不评判地觉察和专注。正念不仅在识别和应对情绪时具有重要意义，在觉察和应对头脑中的想法时同样十分重要。很多时候，我们离自己的思维“太近了”，因而失去了观察的位置，要么盲从于我们的思维，要么挣扎着想要消灭或逃离我们的思维（如同对情绪失去觉察时一样），如同“一叶障目，不见泰山”。无论是哪一种情况，我们无疑都已经被“卷入”了想法当中，此时我们的注意力被思维所限制，我们的情绪和行为也被思维所影响。

而对思维保持正念能让我们后退一步，和头脑中的想法拉开一些距离，观察它们，而不是急于做出反应（这些反应包括了行为、进一步的想法和强烈的情绪）。这能在很大程度上避免自己做出冲动行为，或者陷入消极情绪而不能自拔。

接纳与承诺疗法（ACT）的“认知解离”技巧可以帮助我们完成这样的任务。

小练习 认知解离

现在，你正在逐渐熟悉头脑中可能出现的思维和想法。当你感知到自己可能已经被卷入了某些想法当中（情绪、行为和生理反应可以作为观察的信号），并对此信以为真，马上就要做出反应时，以下几种方式可以帮助你快速认清“想法只是想法，未必是事实”，并与想法拉开距离。

①我有一个想法

第一，识别自己当下的想法。第二，对自己说：“我现在有一个想法，它是……”

比如，当你的大脑在说“没人喜欢我”的时候，把它改成“我现在有一个想法，它是‘没人喜欢我’”。当你觉得自己是个没用的人的时候，告诉自己“我现在有一个想法，它是‘我很没用’”。这个练习就是这么简单。你可以用半分钟的时间，把这句话重复两三遍，或许你就会发现，你的情绪和行为冲动有了一些改善。

②重复

第一，识别自己当下的想法，把它变成一句简短的话，比如“他/她不尊重我”，或者转换成一个词，比如“失败”。第二，快速地重复它，越快越好！把它重复上20遍、30遍，直到它失去原有的意思。那时，你会更深刻地体会到，它只是你头脑中的一个想法。

③电脑显示器

如果你比较擅长视觉想象加工，刚好还对办公软件比较熟悉，那么你可以尝试这个练习。你可以想象自己正坐在电脑前（当然，你完全可以真的这样做！），打开word或者PPT，用黑色宋体5号字写下你的想法。比如，敲下“我再也瘦不下来了”。然后，在想象中改换这些字的排版，你可以调整行距、字体、字号、颜色，把这些字变成红色的、竖着排列、加粗、斜体，把它们都挤在一起，再拉开；你也可以把它们变成艺术字，或者做成屏保在电脑上滚动播放；你还可以想象它们是高级弹幕，或者KTV的歌词提示；给你的想法添加动画效果，让这些语句旋转、放大，甚至让它们上蹿下跳；如果你熟悉“火星文”，那么你也可以把这句话改成火星文。总之，发挥你的想象力，在“折腾”的过程中，你和你的想法就会逐渐拉开距离。

④生日歌或语音语调改变

你也可以从声音的角度出发，为你的想法增加旋律或者特殊语音语调来和它保持距离。第一，把你的想法整理成一句话，比如“我是个懒惰的人”，然后你可以再在心里用生日歌（或其他歌曲）的调子把你的想法唱出来。第二，在你的脑海里，把你的想法用某个动画人物、影视角色、游戏人物、体育解说、美食博主、相声演员或者任何你关注的人的声音说出来。

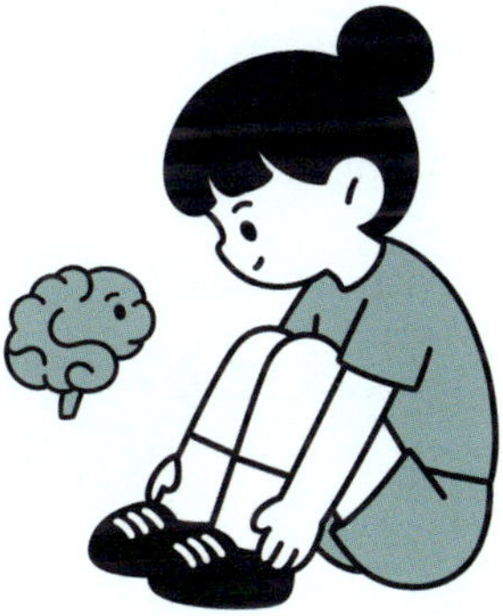

上述方法都能帮我们和头脑中的思维拉开一些距离。做这些练习并不是为了让我们获得更好的感受，或者让那些可能困扰我们的思维就地消失，我们只是通过调整自己和这些思维的距离，来减少它们对我们的负面影响。

你不必将以上练习都做一遍。一些人在做某些练习的时候，会感到被轻视或者被嘲弄。如果某项认知解离的练习让你有这样的感受，那么不必勉强自己。找一个你觉得能够接受的、有效的方法就好。

接下来，应对这些造成困扰的想法，我们有两种思路可供选择。

二、这个想法是真的吗?

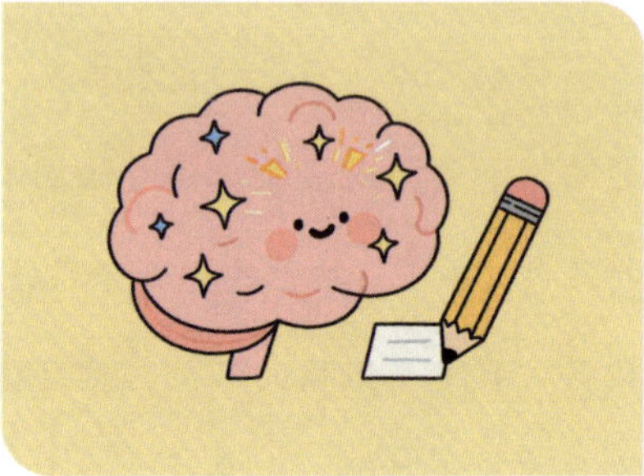

我们的第一种思路是去检验一下想法的准确性。如前文所述，自动化的思维很多时候带有扭曲和错误，并不能反映客观事实。当你发现自己的头脑冒出了某个想法，不妨问问自己“这是真的吗？”

想要了解一个想法的真实性，我们就要去寻找证据。当然，如果只让你去找支持自己想法的证据，我相信你一定能找出一大堆。所以，我们得去找正反两方面的证据。对比它们，然后判断自己的想法是否理性。

小练习　寻找思维的证据

针对我们的思维，我们需要找出并记录支持它们和不支持它们的证据，见表 5。

·比如，当你刚刚在晚上 10 点吃了两包薯片，你发现自己在想“我是个没有意志力的人”，那么试着问自己：它是真的吗？哪些事实能够支持这个观点？还有其他的可能吗？

表 5　日常进食相关要素记录分析

情境	情绪	思维	支持思维的证据	不支持思维的证据	其他可能性
晚上 10 点，吃了两包薯片	悔恨（70%）内疚（10%）羞耻（20%）	我是个意志力薄弱的人，我很差劲	当我有了吃东西的冲动时，我几乎没有做思想斗争，直接就开始吃了	我并不是一直如此，在过去两周里，我能完成我的健康饮食计划 我曾靠着持之以恒的自学，成功考上硕士研究生	最近我的工作任务增加了，因此睡眠时间减少，也许是压力和睡得少让我难以控制饮食 也许我在家里屯了太多零食，这增加了诱惑

需要注意的是你记录的方式，请把“事实”和“解释”区分开。比如“我吃了两包薯片”是事实，而“我又暴食了”则是你对事实的解释；“听说我要参加减重训练营，我的妈妈笑了”是事实，而“我妈妈在嘲笑我，她不相信我能坚持减重”则是一个解释；“我拒绝了同事的蛋糕，她的脸色有变化”是事实，而“我的同事对我的反应很失望”是一个解释。

我们尽可能把事实放在表格里，不然我们以为的“用证据说话”就会成为头脑中想法的左右互搏。一开始这可能会有点难，因为有一些表述会显得模棱两可。这时候，把事件具体化是有帮助的。比如“我一直都控制不了我的饮食”，其中既包含事实部分，也包含我们的评价和解释，试着把它转变成尽可能具体的事件，比如“每当我独自待着的时候，我就会吃瓜子或薯片；当有朋友邀请我外出聚餐时，我几乎不会拒绝，并且80%的情况下会吃多”，这就比“我一直都控制不了我的饮食”这种表述更适合作为证据。试着用“时间－地点－人物－事件”的方式来描述证据，这样的表述方式会减少我们解释的比重。

想要找到“不支持思维的证据”有时会很难。毕竟逆向思考是不容易的。问问自己以下几个问题，可能会对你有所帮助：

有没有哪些经验或信息表明，该思维不是任何条件下都正确呢？

我以前是否经历过类似的事？那时的经验可以帮助当下的我吗？

如果我的朋友有这样的思维，那么我会对他们说什么？

如果我的至亲好友知道我有这样的思维，那么他们会举什么例子来证明这条思维不是100%正确？

我是否忽略或者贬低了自己的某些优秀品质？

我下结论的时候是不是太匆忙啦？

我的情绪如何，它是否干扰了我的思考？如果我没有现在的情绪，我关注的信息会不会不一样？

3 年或 5 年以后，我再回看现在的情境，会有不同的看法吗？

同样，你不需要把每个问题都问自己一遍，这些问题的设置是为了给你一些提示，帮助你更好地完成证据搜集工作。当我们处在某种情绪下的时候，我们很容易忽略那些不支持自己想法的证据。上述这些问题能够为你提供更多的视角，帮助你松动那些“卷走”你注意力的顽固思维。

在那之后，我们就有了空间去生成新的想法。你可以考虑新的可能性，也就是对情境和自己的行为生成一个新的解释。如果你发现现有证据不能支持你的思维，那么你要写下一条“替代性思维”，让它与现在的证据一致。如果你发现现有的证据部分支持你的思维，那么你就写下一条“平衡性思维”，新的解释能够兼容正反两方面的证据。新的想法一定要建立在事实之上，不能只考虑积极方面。比如，如果你确实在外出聚会时容易吃多，那么把“我没法控制我的饮食”直接改为“我可以控制我的饮食”就不合适。你可以把它改为“当我外出聚餐时，我很难控制我的进食；但在家里或单位，我都可以管理好自己的进食”。

三、这个想法对我有帮助吗?

也许在你练习认知解离的时候，你的大脑就发出过抗议，它一遍遍地告诉你“那不仅仅是个想法，那是真的”。如果你发现通过找证据的方式与之辩论很有效，那么可以，继续就好。但如果你在尝试之后发现这种找证据的方法让你精疲力竭，或者你发现有足够的证据证明你的想法真的反映了事实，那么我们还有第二个思路：问问自己“这个想法对我的减重有帮助吗？”

如果一个想法对减重是无益的，或者从长远来看是得不偿失的，那么即便它反映了现实，在我们聚焦于减重的当下，这样的想法也很难派上用场。比如，有的人会想“我的家人都很胖，可能有某种基因决定了我们的体重，所以我瘦不下来”。除非你能从你的家族中找到反例，否则想要证明这种想法不合理就很困难。也许这真的不只是个想法，而是事实。尽管你可以从饮食习惯的传承等其他角度去试图证明它并不全对，但纠结于这样难以证实或证伪的情况可能会消耗你大量的时间和精力。

那么，即便它是真的，持有这种想法会有利于我们减重的目标吗？大概率不会。恰恰相反，被这种想法“钩住”还会阻碍我们减重，让我们更容易失望、沮丧，也更容易放弃。

认识到这一点之后，我们要做的第一步还是认知解离。

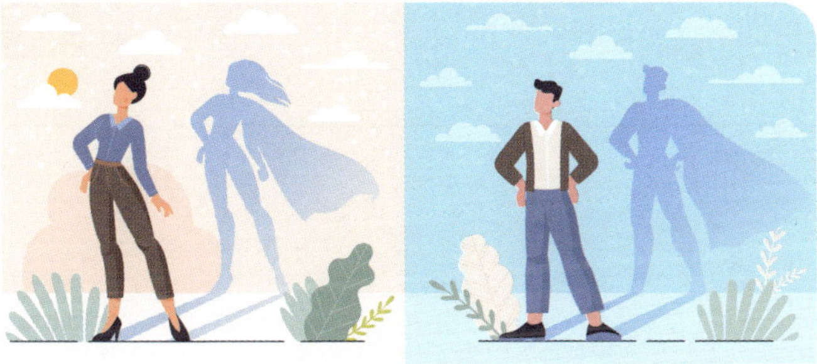

即便我们躲不掉事实对我们的影响，但通过不断的练习，我们依然能够有效减少想法对我们的影响。基因的作用我们没法控制，但是通过认知解离，我们可以不再被想象中的基因的影响所控制，这有利于我们开始管理体重，以及坚持下去。

第二步，我们可以形成更具适应性的想法。

我们不再纠结于基因的事究竟是想法还是事实。放弃纠缠意味着我们有更多的能量和精力可以投入到体重管理当中。我们可以对自己说："嘿，不管是不是真的，我们都没法改变自己的基因。那不如多看看怎么管理饮食和运动吧。就算我的体重真的被基因影响，那我去努力减重总好过待着不动吧？"

这样，我们既没有忽视或否认想法中隐含的真实性，也没有纠缠于想法，更没有被想法卷走或操控，而是学会了耐受不确定性，形成了对减重更有效的想法，并且对结果保持开放和全然接纳。

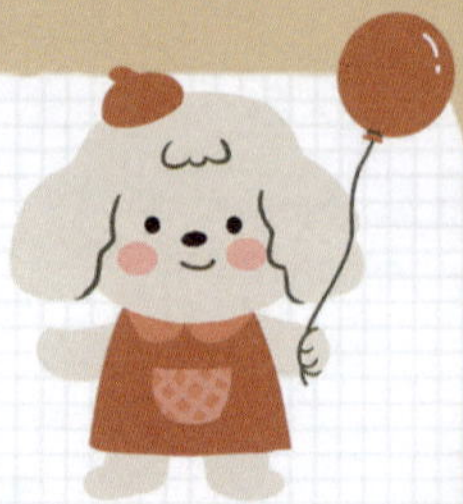

打卡手账

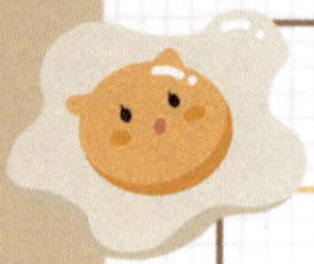

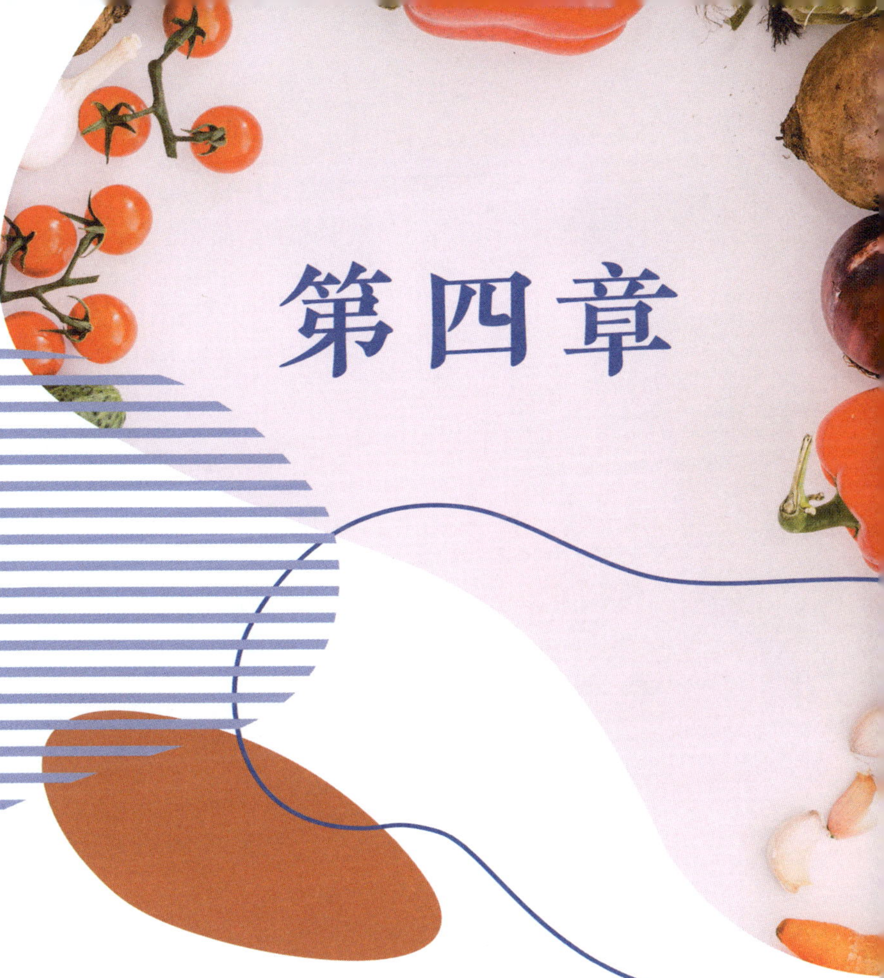

第四章

用行动构建情绪稳定的减重系统

你是否有过这样的体验：当你在健身房挥汗如雨跑完半小时后，心里的烦躁仿佛跟着汗水一起蒸发了；或是某个失眠的夜晚，第二天对着镜子发现自己浮肿的眼袋和蜡黄的脸色，瞬间被低落情绪笼罩；又或者走进杂乱的厨房，看到台面上堆积的零食包装袋，减重的决心突然就像漏了气的气球般瘪了下去…… 这些真实的生活场景都在告诉我们：行为与情绪之间，存在着一条隐秘的双向通道。我们的身体行动不仅是减重计划的执行者，更是情绪状态的调节者。当我们用科学的行为策略为情绪搭建“稳定器”，就能打破“情绪低落→行为停滞→体重反弹”的恶性循环，让身体的每一次行动都成为滋养心灵的养分。接下来，本章从激发减重动力、制订科学计划、战胜拖延、改造环境、改善睡眠这五个方面为大家做具体介绍。

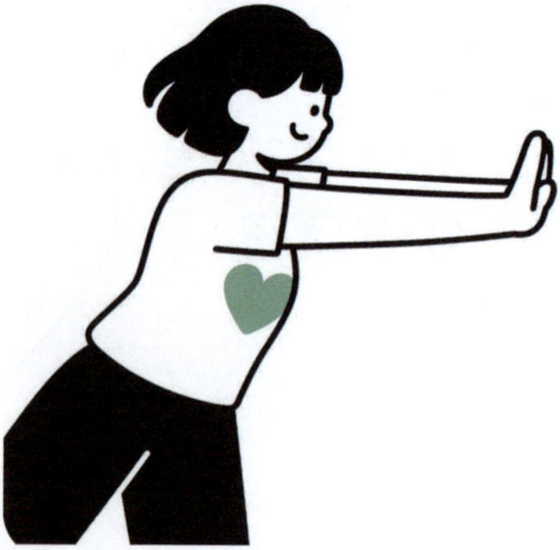

第一节

找到真正让你想瘦的理由

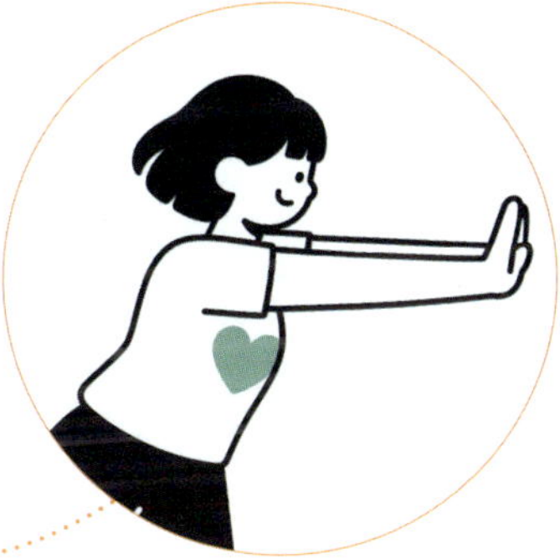

一、内在动机与外在动机

动机是我们行动背后的驱动力，对于减重过程中做出的饮食和运动选择更是如此。内在动机源自内心，它可能来自你对健康生活方式的向往，对自身形象和体能提升的渴望，或者是对预防疾病、延长寿命的追求。例如，你可能因为自身非常重视身体健康，深知多吃蔬菜水果能提供丰富的维生素和矿物质，有助于增强免疫力、维持身体机能正常运转，所以内心驱使自己主动增加这些食物的摄入。

而外在动机则来自外部环境，像为了赢得一份丰厚的奖金，或者为了在某个重要场合穿上心仪的礼服，展现出特定身材，从而促使自己去遵循减重计划。但外在动机往往具有短期性，一旦外部目标达成或者外部压力消失，这种动机很容易随之消退，所以减重过程中要注重培养内在动机，让它成为推动你前行的稳定力量。

二、找到你的“为什么”

首先，大家可以静下心来，问问自己健康究竟意味着什么。也许对你而言，健康代表着能够陪伴家人走过漫长岁月，不错过孩子的成长、父母的暮年；是拥有充沛的精力去追逐梦想，无论是登山、跑马拉松这样的运动挑战，还是投身事业、参与公益活动等。又或许是为预防家族遗传的疾病，给生活增添一份安心。只有明确了这些与健康紧密相连的价值观，才能让减重的信念深深扎根。

其次，大家可以基于价值观，设定清晰且贴合实际的减重目标。比如，你的目标是让胆固醇水平恢复正常，避免未来患上心血管疾病，那就可以制订一个在三个月内通过合理饮食和规律运动降低胆固醇一定数值的计划。或者，如果你渴望在海边度假时自信地穿上比基尼，那就将减重目标聚焦在减轻体重、塑造身材线条上，为这个特别时刻做好准备。

最后，大家可以在脑海中细致描绘减重成功后的模样。想象站在体重秤上看到理想数字时的欢呼，穿上一直向往的款式简约、颜色鲜艳的连衣裙时的自信满满，在体检时各项指标全部达标、医生对你竖起大拇指时的自豪，这些生动的画面会像灯塔一样，在你感到疲惫、想要放弃时照亮前行的道路，提醒你当初为何出发。

与此同时，大家也可以在减重的路上寻求监督与支持。和身边可信赖的人分享你的减重目标，可以是你的伴侣、挚友或者家人。他们不仅能帮你抵御诱惑，比如在你想要点外卖时提醒你准备好的健康餐，还能在你遇到困难时给你加油打气。而且，当看到身边人因你的改变而骄傲、鼓励你时，会让你更有动力坚持下去。

三、如何保持长久动机？

减重最难的不是起步，而是坚持到底。想要让动机像充电宝一样持续续航，关键在于把“苦差事”变成“甜头”，以下这几个实用招数，帮你把减重变成一种“不想停”的生活方式。

庆祝每一次进步

每一次减重路上的微小进展都值得被铭记和庆祝。或许是连续一周坚持晨跑，或许是成功戒掉了睡前零食的习惯，哪怕只是体重减轻了一点，都别忽视这些小小的胜利。给自己一个奖励，像买一本心仪已久的书、享受一场舒适的按摩，或者只是单纯地给自己一个大大的拥抱，让这些庆祝成为你继续努力的甜蜜动力。

记录减重旅程

选择一个适合自己的方式记录减重过程，比如写减重日记、使用手机 APP 拍照对比身材变化、记录体重和体脂数据等。当你翻看过去的记录，看到自己一点点变瘦、身体线条逐渐清晰，那种成就感会让你更加坚定信念。即使遇到平台期，看到自己已经走过那么远，也不会轻易放弃。

灵活调整目标

随着时间推移，你的身体状况、生活习惯都会发生改变，减重目标自然也要随之调整。一开始你可能设定每月减重 2.5 kg，但后来发现身体适应了运动强度，减重速度变慢，那就可以适当将目标调整为每月减重 1.5 kg，同时在运动项目上加入一些新的挑战，比如尝试游泳或者力量训练，让自己始终保持新鲜感和动力。

持续学习新知

深入学习营养学和运动生理学知识，了解食物的营养成分、热量计算、人体代谢机制等。当你明白一瓶糖分过高的饮料会如何影响减重进程，或者知道定期力量训练能有效提升基础代谢率，你会更科学地规划饮食和运动，也会因为对健康减重的理解加深而更有动力去实践。

融入减重社群

加入线上的减重论坛、线下减重俱乐部，与那些有着相同目标的人建立联系。在这些社群里，你能听到他人的成功故事，汲取他们克服困难的方法，分享自己的经验与困惑。每一次交流都是一次加油充电，让你在群体的鼓励下，向着目标不懈迈进。

打卡手账

第二节

制订科学的计划

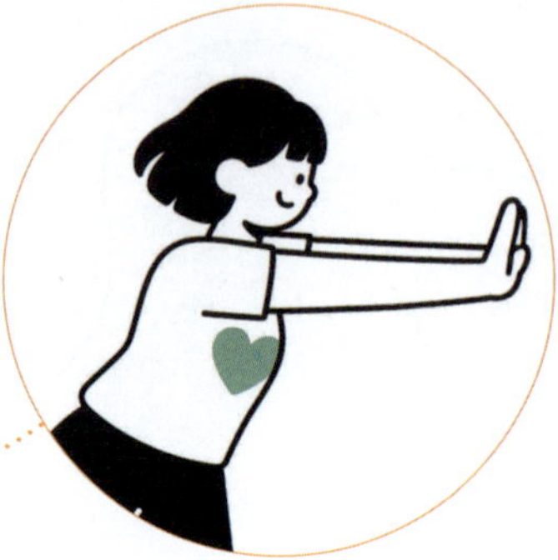

一、把模糊目标具体化

“我要减肥”“我得运动”，这种目标听起来很励志，但真到执行的时候，大脑就开始犯迷糊。我们的大脑每天能处理的复杂决定有限，太模糊的目标就像一团乱麻，想多了大脑就罢工，最后计划只能躺在备忘录里吃灰。

行为心理学里有个“执行意图”理论，简单来说，就是把目标变成“如果……那么……”的具体计划，能显著提升目标完成的可能性。别再说“我要运动”，改成“吃完晚饭 10 分钟后，我就换上运动鞋，在小区里快走 15 分钟”。这样明确的指令，就像给大脑编好了程序，时间一到自动启动，少了纠结的内耗。

我曾有名来访者一开始也想吃得健康，可每天早上打开外卖软件，面对几百个选项，根本不知道吃什么，最后还是点了炸鸡。后来他把早餐目标细化成“如果到了早餐时间，那么我就先喝 200 mL 温水，接着吃 1 个鸡蛋、1 片全麦面包和半根香蕉”。有了这份“早餐公式”，他不再纠结，早餐吃得规律又营养。坚持两周后，他惊喜地发现，因为早餐吃得好，一整天都不会疯狂想吃高热量食物了。

当你面对减重目标感到迷茫时，不妨试试这个小测验，它能帮你把大目标拆解成一个个清晰的小步骤，让行动不再困难。

小练习　我的减重动机与目标解析

在开始这个练习之前，请确保你处于一个安静、舒适且不会被打扰的环境。拿出一张白纸和一支笔，让自己放松下来，进入自我探索的状态。这个测验将帮助你深入理解自己减重的内在驱动力，明确你的目标，并制订出切实可行的减重计划：

在白纸的正中央，用几句话描绘出你在减重成功后的理想状态，包括身材、健康状况、精神面貌等方面。

例如，“我站在沙滩上，自信地穿着比基尼，身体线条匀称，精力充沛地和朋友们一起玩耍。”

在纸张的左侧，列出所有促使你想要减重的内在原因。这些原因可能包括：

- 希望提升体能，能够轻松地和孩子们一起玩耍。

- 渴望预防心血管疾病，延长健康寿命。
- 想要有更好的自我形象，增强自信心。

尽可能详细地列出所有你能想到的内在动机，这些是你减重旅程的核心驱动力。

在纸张的右侧，写下所有来自外部的、促使你减重的因素。可能包括：

- 在3个月后参加高中同学婚礼，想要穿上漂亮的礼服。
- 参加公司组织的健康生活竞赛，获胜团队将获得丰厚的奖金。

这些外在动机可以作为短期的激励因素，但请记住，它们需要与内在动机相结合，才能为你提供持续的动力。

在纸张的顶部，写下你的长期减重目标。这个目标应该是具体、可衡量、可实现、相关性强且有时限的。例如，“在接下来的6个月内，减重7.5 kg，使体重达到55 kg。”

从长期目标出发，将这个大目标分解为几个短期目标，写在纸张的中间部分。这些短期目标可以按月或按周设定。包括：

- 第一个月：减重2.5 kg，适应新的健康饮食计划和每周3次的运动习惯。
- 第二个月：再减重2.5 kg，增加运动频率至每周4次，调整饮食中的碳水化合物摄入量。

- 第三个月：减重 1.5 kg，优化运动强度，引入力量训练，进一步改善身体成分。

在纸张的底部，详细列出为了实现短期目标，你需要每天采取的具体行动。

包括：

- 每天记录饮食，确保摄入的热量在 1 500 大卡左右，同时保证营养均衡。
- 每天步行 8 000 步，可以分成几次完成，如早晨 30 分钟快走，晚饭后 30 分钟散步。
- 每周进行 3 次 30 分钟的力量训练，针对不同的肌肉群。
- 每天晚上保证 7 ~ 8 小时的睡眠，以帮助身体恢复和新陈代谢。

完成以上步骤后，仔细审视你所写下的内容。你的内在动机是否足够强大？外在动机是否能够为你的减重旅程提供额外的激励？每日行动是否具体且可操作？如果发现某些部分不够明确或不够现实，那么现在就对它们进行调整。

将这张纸保存好，定期拿出来复习和更新。当你在减重过程中遇到困难或动力不足时，重新阅读这份测验，它将提醒你为何开始这段旅程，帮助你重新聚焦目标，激发你的内在力量，继续向前迈进。

二、告别完美主义

减重路上，很多人都掉进过这个“坑”：本来计划得好好的，结果聚餐时多吃了一块蛋糕，就觉得“完了，全白费了”，干脆彻底自暴自弃，放弃整个计划。这种因为一次小失误就全盘放弃的心态，与心理学中的“破窗效应”相似。“破窗效应”指的是，如果一个房子的窗户破了没有人去修补，那么隔不久，其他的窗户也会莫名其妙地被人打破。在减重中，如果我们把一次小小的失误（如多吃一块蛋糕）视为整个减重计划的“破窗”，任由这种心态蔓延，那么就很容易放弃所有努力。但减重不是数学考试，不需要每次都拿满分。我们得学会给自己的计划留点“容错率”。每周可以安排一顿“自由餐”，提前想好这顿饭吃什么、吃多少，既能解解馋，又不会失控。像有些人就把每周六晚上定为家庭火锅日，涮肉的时候多加点蔬菜，控制好量，吃得满足又安心。

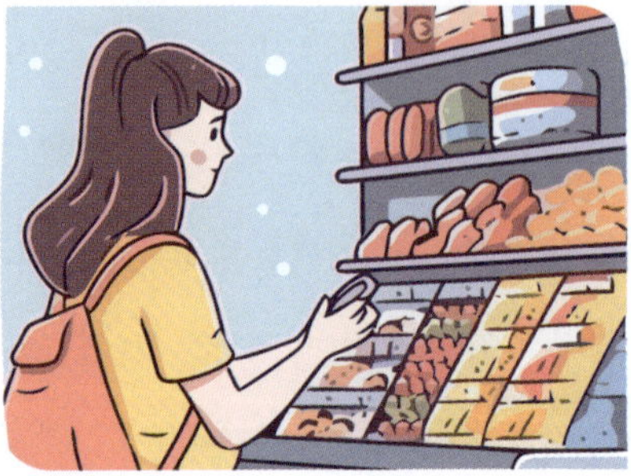

万一不小心吃多了，也别责怪自己，提前准备好“补救方案”。比如第二天多走 30 分钟路，或者喝杯柠檬温水助消化。有名来访者就在笔记本上写着“允许自己每周当 1 天‘凡人’，剩下 6 天做自己的守护者”。正是这种接纳自己不完美的心态，让他的减重计划坚持率从原本很低的比例大幅提升。记住，减重是场马拉松，学会和自己和解，才能走得更远。

为了减少减重失误带来的挫败感，提前做好心理准备很重要。试试下面这个小练习，帮你从容应对可能出现的状况。

小练习 失误应对预演法

在脑海中模拟可能出现的减重失误场景，比如聚餐时没忍住多吃，然后思考三种应对方案，如“马上调整后续饮食，增加蔬菜摄入”“第二天增加运动量”“接受现状，不自我批判”。通过预演，我们可以提前做好心理准备，减少失误带来的挫败感。

打卡手账

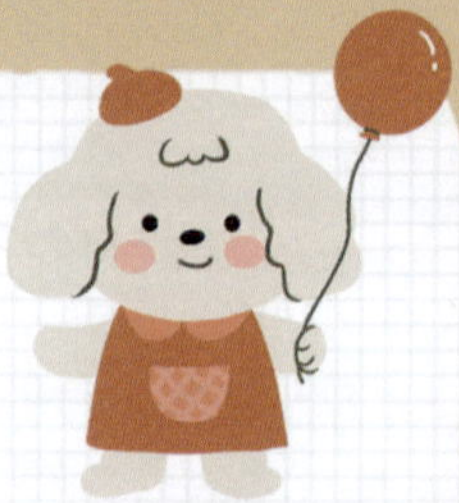

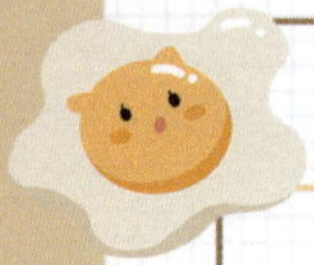

第三节

拒绝拖延的妙招

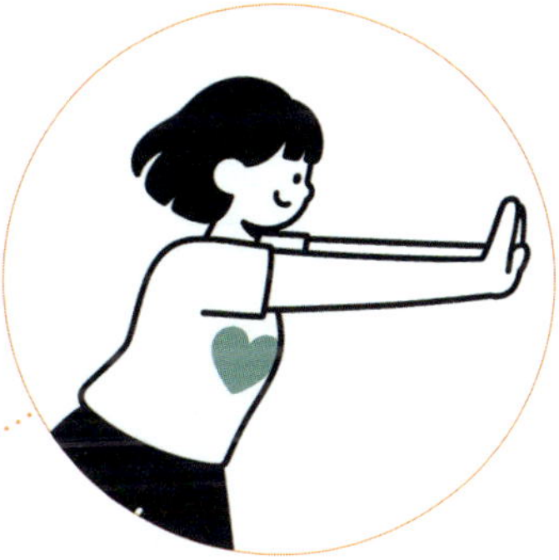

一、动起来自然就有了动力

你是否经常在心里默默发誓：“明天一定开始减肥”，可到了第二天，又被各种借口绊住了脚步？很多人误以为必须充满动力、状态绝佳才能开始行动，其实这是个误区。

就像早上起床，你可能觉得很困，不想叠被子，但只要你先伸手把被子拉整齐，这个小小的动作就可能让你顺手把床单也抚平，甚至把整个床铺整理好。减重也是一样，别总想着一口气完成所有计划，先从简单到不能再简单的事情做起。比如把运动服放在床头，早上一睁眼看到它，就顺手穿上；办公桌上放瓶水，看到就喝一口；或者先做 1 个深蹲、啃一口黄瓜。完成这些小事后，你会发现，自己好像没那么抗拒了，甚至还想再多做一点。

曾有名来访者分享，她以前总觉得运动很难，后来尝试每天只做

5 分钟拉伸，坚持一周后，不仅身体越来越轻松，还主动延长了运动时间。

如果你总是被拖延困扰，迟迟无法开始行动，那么不妨试试下面这个有趣的小练习，它能帮你通过一个专属仪式，快速进入行动状态，快跟着做起来吧。

小练习 启动仪式魔法

为自己设计一个专属的启动仪式，让它成为行动的“开关”：

选择一个简单的动作或话语，比如双手合十说“今天也为健康加油”，或播放一首充满活力的歌曲。这个仪式可以是任何能让你感到振奋或专注的行为。

每次开始运动或健康饮食前，重复这个仪式。不断重复，建立仪式与行动之间的条件反射，让大脑一看到或听到这个仪式，就自动切换到行动模式。

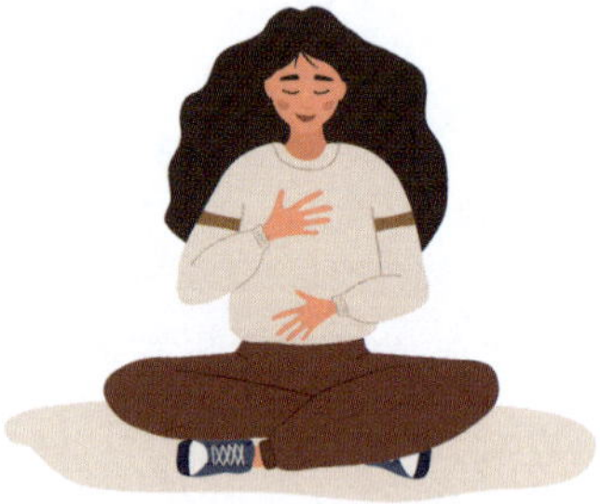

告诉自己“这个仪式启动后，我的身体会自动进入行动状态”。心理学中的自我暗示效应表明，积极的心理暗示能增强我们的执行力和信心，利用这一点降低启动阻力。

二、利用碎片时间

你是否总觉得没时间运动、准备健康餐？其实，行为习惯的养成不在于大块时间的投入，而在于将健康行动拆解成碎片融入日常。研究发现，每天累计 3 次 10 分钟的运动，与一次性 30 分钟运动的效果相当且更容易坚持。

为什么碎片时间的利用如此有效呢？从行为心理学角度分析，人们对“完成一个大任务”往往会产生畏难情绪，而将任务拆解成小碎片，能降低心理压力，让大脑更容易接受。比如，在通勤的地铁上练习腹式呼吸，既能缓解焦虑，又能锻炼核心肌群；工作间隙，每 90 分钟起身做 3 分钟拉伸，预防久坐危害；追剧时，把沙发变成健身房，边看剧边做平板支撑。这些“见缝插针”的行动，会在不知不觉中改变你的身体与心态。

这里还有更多碎片时间利用的小妙招：等电梯时踮脚尖，刷牙时单腿站立练习平衡，打电话时踱步或做简单的手臂运动。为了让碎片时间利用更有趣，我们还可以试试下面这个小练习，它能让你在不经意间完成很多小运动，快来打造属于你的碎片时间任务盲盒吧。

小练习　碎片时间任务盲盒

准备一个小盒子和若干卡片，在卡片上写下不同的碎片任务，如：

5 分钟靠墙站立

3 分钟颈部按摩

10 个踮脚动作

8 个深蹲

窗边深呼吸 20 次

……

每天随机抽取 3 张卡片，利用碎片时间完成。你可以把卡片放在口袋里，随时拿出来提醒自己。完成后将卡片贴在墙上，看着“成就墙”逐渐丰富，你会收获满满的成就感。为了增加趣味性，还可以设置奖励机制，比如每集齐 10 张卡片，就奖励自己一本喜欢的书或一次放松的泡澡。

另外，我们还可以制作“碎片时间任务清单”，将一天中的碎片时间（如通勤、午休、等待）列出来，针对每个时间段设计相应的任务。比如，早上通勤时间听健康饮食相关的播客，午休前做 5 分钟冥想，下班前花 3 分钟整理第二天的工作计划，让碎片时间得到更高效的利用。

打卡手账

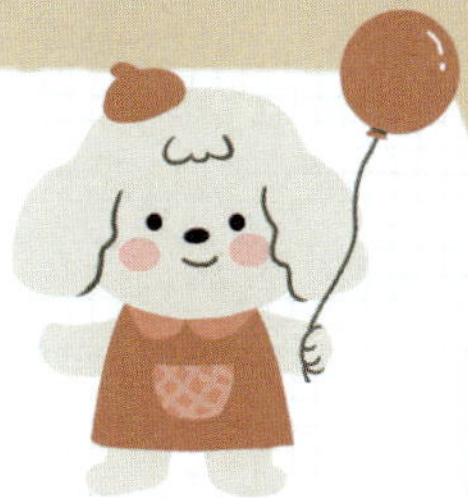

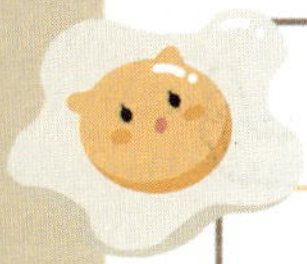

第四节

管理好你所处的环境

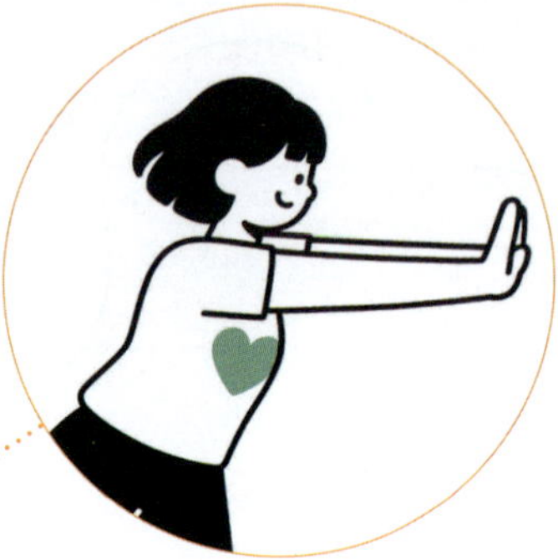

一、让空间更加健康

行为经济学家发现，环境对我们行为的影响比想象中更大。只要稍微改造一下生活环境，就能让健康选择变得毫不费力。

在饮食上，可以把洗好的水果放在餐桌中央的玻璃碗里，一进餐厅就能看到；把薯片、饼干藏到橱柜最上层的不透明盒子里，增加拿取的难度；用小号餐盘和蓝色碗碟盛饭，研究显示蓝色具有抑制食欲的作用，避免不知不觉吃太多。

运动环境也能改造。把瑜伽垫铺在客厅显眼的地方，跳绳挂在门把手上，这些看得见的装备，会默默提醒你动起来；在办公室抽屉里放根弹力带，电脑旁贴个“每小时起身 30 秒”的便利贴，利用碎片时间就能锻炼；出门随身带双轻便运动鞋，聚餐结束后，约上朋友散步 10 分钟，既消食又能避免久坐。

环境对行为的影响比我们想象的更大，不如现在就动手改造，让健康选择变得更轻松。下面这个小练习，能让你在布置环境的过程中，激发更多减重动力。

小练习 环境暗示设计赛

花一个周末时间，重新布置家里和工作环境，让健康元素更加突出。比如，在冰箱上贴满蔬菜、水果的海报，在办公室电脑旁摆放绿植。完成后，拍照记录前后对比，和朋友分享，互相交流环境改造心得，增强行动动力。

二、给情绪找新出口

很多人一生气、一焦虑就想吃东西，其实是因为没有其他应对情绪的办法。我们可以在容易触发情绪化进食的场景，设置一些“情绪急救站”。

在办公室感觉焦虑时，别直奔零食柜，先去茶水间窗边做 10 次深呼吸；睡前觉得孤单，床头放个“情绪急救包”，里面装上解压魔方、喜欢的书、香薰眼罩，用其他方式安抚自己；和家人吵架后，先去阳台看看绿植、拉伸身体，等情绪平复了，再好好沟通，别让坏情绪变成暴饮暴食的借口。

想要摆脱用吃东西来缓解情绪的习惯，建立更多样化的应对方式？试试这个小练习，为自己准备一个丰富的情绪应对“武器库”。

小练习 情绪应对卡片库

准备一些卡片，每张卡片上写一种非进食的情绪应对方法，如“给朋友打电话倾诉”“画一幅涂鸦”“做 10 个开合跳”等。当情绪来袭时，随机抽取一张卡片，按照上面的方法行动，逐渐建立多样化的情绪应对模式。

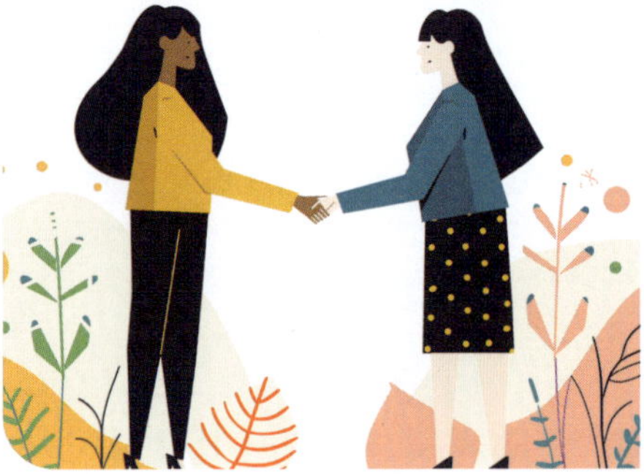

打卡手账

第五节

保持良好睡眠

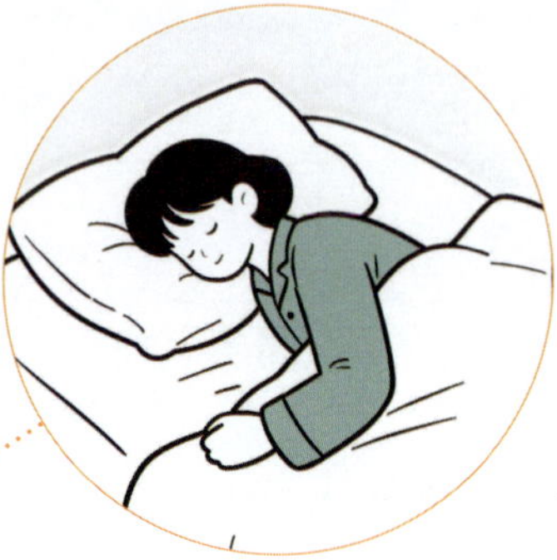

一、睡不好让减重“翻车”

在长期的观察和大量的案例中可以发现，连续睡眠不足的人，减重往往困难重重，情绪也容易失控。睡眠不足会引发一系列问题：控制食欲的激素失衡，让人对高热量食物的渴望大增；大脑的理性决策区域“断电”，面对夜宵根本管不住嘴；情绪变得特别敏感，一点小事就容易崩溃暴食。

我的一个朋友就有过这样的经历：连续熬夜加班三天后，他盯着冰箱里的蛋糕，满脑子都是“反正都胖了，干脆吃个够”。这种破罐子破摔的心态，让他陷入了恶性循环，体重反弹，情绪也越来越差。

二、睡好觉的三个锦囊

想要睡个好觉，其实不用搞得太复杂，记住这三个简单实用的方法，就能让你睡得香，还能助力减重。

固定作息，给身体定个闹钟

每天都在固定的时间起床和睡觉，周末也别例外。就像我有个朋友，坚持每天早上 7 点起床，晚上 10 点半睡觉，一开始确实很难，闹钟响了总想赖床。但坚持一段时间后，到点了身体就像被按下开关，自然就困了，早上也能轻松醒来。这是因为身体形成了生物钟，它能调节新陈代谢和激素水平。比如生长激素在睡眠中分泌旺盛，能帮你分解脂肪、增长肌肉，对减重特别有帮助。

你可以借助手机闹钟和睡眠提醒功能。睡前设置一段轻柔的鸟鸣声或海浪声，当音乐响起，就开始慢慢放松身体，准备入睡。早上用那种能监测睡眠状态的自然醒闹钟，它会在你浅睡眠的时候轻轻把你唤醒，这样起床后不会觉得疲惫烦躁，一整天都神清气爽。

想要找到最适合自己的生物钟节奏，让睡眠质量更好？下面这个小练习能帮你通过打卡记录和分析，逐步调整作息。

小练习　生物钟调节打卡表

制作一张作息打卡表，记录每天的起床和睡觉时间，连续坚持 21 天。每天打卡时，给自己的睡眠质量打分（1 ～ 10 分），分析作息规律与睡眠质量的关系，逐渐找到最适合自己的生物钟节奏。

打造专属“睡眠小窝”

卧室的环境对睡眠影响很大。尽量把卧室布置得宁静、昏暗、温度适中。选个遮光效果好的窗帘，晚上拉上，一点光线都透不进来，就像给自己营造了个黑夜小世界。床垫和枕头要选舒服的，侧睡的人，枕头高度大概和肩宽差不多就行，软软弹弹的，能托住脖子，避免颈椎不舒服。卧室温度保持在 18 ～ 22℃，这个温度最适合睡觉。可以用空调、电扇调节，但别对着自己吹，小心感冒。

另外，把手机、电脑这些电子设备都请出卧室，或者调成勿扰模式。这些设备发出的蓝光会抑制褪黑素分泌，而褪黑素是帮我们入睡的关键。而且上面的消息还会让大脑兴奋，躺在床上刷手机，越刷越精神，根本睡不着。

想把卧室变成超舒适的睡眠空间？下面这个小练习能引导你一步步优化环境，让睡眠更香甜。

小练习　睡眠环境优化清单

列出卧室中可能影响睡眠的因素，如光线、噪声、温度等，针对每个因素制定优化方案，比如购买遮光窗帘、放置隔音耳塞、调整空调温度。完成一项就在清单上打钩，逐步打造理想的睡眠环境。

做好睡前的放松和准备

睡前别让大脑太兴奋，做点放松的事。比如看一本轻松的小说，沉浸在故事里，不知不觉就忘记了白天的烦恼；或者听点舒缓的古典音乐，跟着旋律慢慢放松身体，心率和血压都会降下来；也可以试试冥想，每天花 15 ～ 20 分钟，坐在床上闭上眼睛，慢慢地深呼吸，感受气息在身体里流动，从头顶开始，一点一点放松全身，把焦虑和压力都赶跑，入睡自然就快了。

饮食上也有讲究。下午 2 点后就别喝咖啡、茶这些含有咖啡因的饮品了，它们会让神经兴奋，进而干扰睡眠。晚餐别吃得太晚、太饱，睡前 3 ～ 4 小时就吃完。要是晚上饿了，就吃一小块全麦面包，或者喝杯温牛奶，热量低又好消化，不会影响睡眠。

减重时的焦虑、崩溃，其实是身体和大脑面对改变的正常反应。当我们学会用具体的方法激发内在动力，把计划拆解成好执行的小步骤，利用环境的力量“偷偷”帮自己，用微小行动打破拖延，再通过睡眠修复身心，每一个行动都在重塑我们的生活模式。

真正的“减重好心态”，不是强行压抑情绪，而是通过这些有策略的行动，让身体和心灵在一天天改变中，重新建立信任。你会慢慢发现，自己不再需要靠吃东西逃避情绪，每一个看似不起眼的选择，都在汇聚成改变的力量。这种对自己生活的掌控感，才是对抗焦虑最有力的武器。

打卡手账

第五章

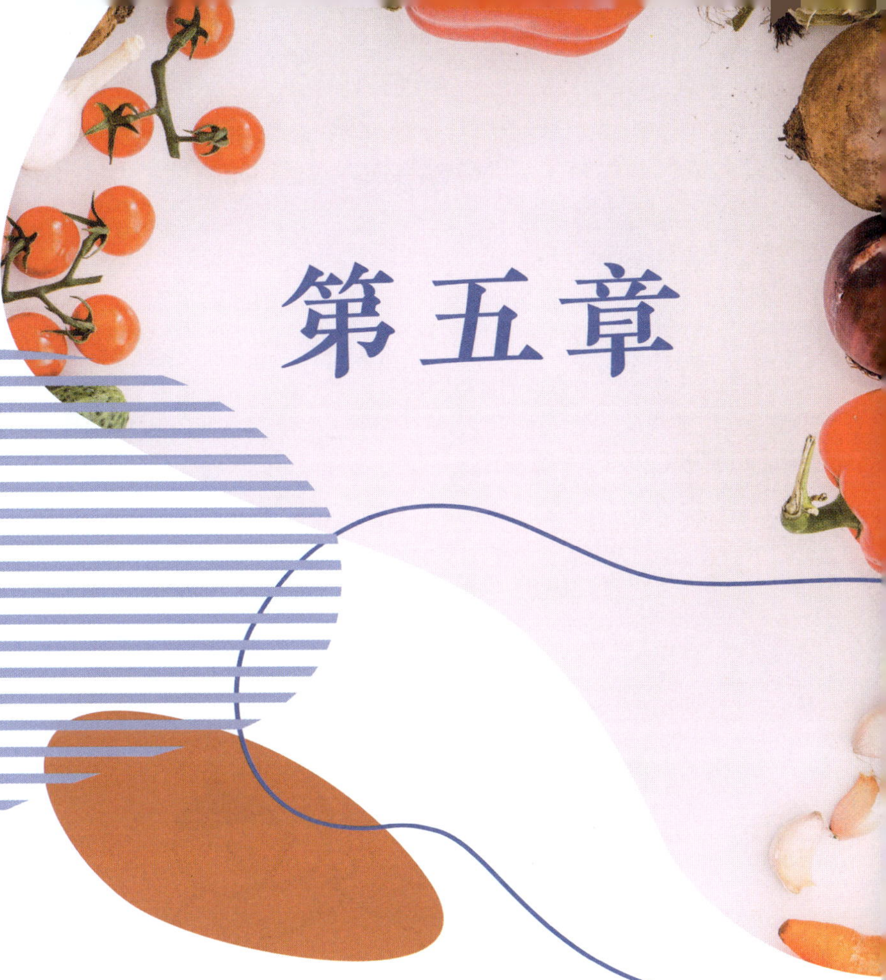

关系赋能：在人际滋养中轻松减重

在减重这场漫长的旅程里，我们往往聚焦于自身的行动、情绪和认知，却容易忽略身边的人际关系对减重进程的深刻影响。实际上，人际互动、他人的看法、社交媒体的氛围，以及家庭和朋友的支持，都如同无形的丝线，编织出一张影响我们减重心态与成果的大网。良好的人际关系能成为我们减重路上的有力支撑，而处理不当的关系则可能成为阻碍。这一部分，就让我们一起探索如何借助人际关系的力量，让减重之路更加顺畅，情绪更加稳定。

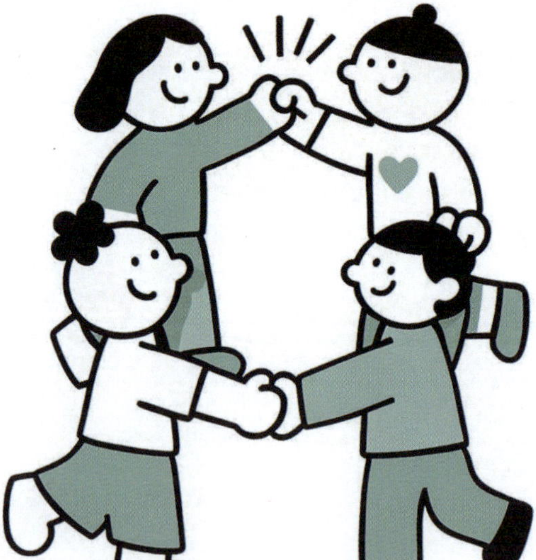

第一节

减重中的人际互动

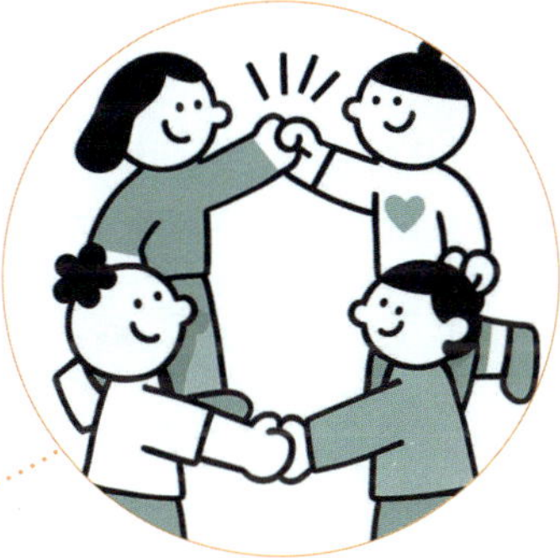

减重这场自我蜕变的旅程，从来都不是一个人的独舞。身边人的每一次交流、每一个举动，都像是调节情绪的开关；或像点燃动力的火焰，或像泼下冰冷的凉水……巧妙经营人际互动，才能让减重之路充满温暖与力量。

一、用互动激发减重的动力

人类是社会性动物，积极的人际互动就像给减重之路安装了助推器，将坚持变成一件自然而然的事。

分享目标：在理解中锚定方向

当我们向他人吐露减重目标时，实际上完成了双重心理建设。一方面，说出口的承诺会形成“自我约束”，比如告诉同事“我要通过饮食调整降低体脂率”，之后面对下午茶的诱惑，就会因不想违背承诺而选择拒绝。另一方面，他人的回应是珍贵的情感养料，社群里一句“你最近状态越来越好，继续加油”，不仅是鼓励，更让我们感受到被关注、被认可，这种情感满足会持续强化减重的动力。

共同行动：在陪伴中收获乐趣

和朋友相约健身课程，彼此准时到场的默契成了无形的监督；与同事组建“健康饮食打卡群”，互相分享低卡食谱和烹饪成果。这种共同参与不仅为减重增添了乐趣，还形成了良性竞争氛围。就像和闺蜜约定“每周比谁的步数多”，看似竞争，实则是互相激励，在你追我赶中，不知不觉完成了运动目标，还从对方的经验里学会了新的锻炼方法。

正向反馈：在肯定中坚定信念

有效的鼓励从来不是空洞的夸赞，而是精准击中努力的细节。当朋友说“你连续一周自己准备午餐，这份自律太厉害了”，比单纯说“你瘦了”更能激发成就感。这种基于具体行动的认可，会让我们在自我怀疑时想起：“原来我的坚持一直被看见”，从而更坚定地走下去。

二、化解互动中的阻碍

人际互动不会永远风和日丽，面对质疑和干扰，掌握应对策略才能守护好减重的决心。

识别负面声音的本质

有些负面评价源于误解而非恶意。比如长辈劝食“多吃点才健康”，可能是担心过度节食伤身体；朋友调侃“你再减就太瘦了”，或许是对健康减重缺乏了解。理解这些话语背后的原因，能避免陷入情绪化对抗。

沟通化解矛盾

用真诚的沟通代替沉默或反驳。当同事聚餐时劝酒，不妨坦诚相告：“我最近在调整饮食，喝酒会打乱计划，你们先尽兴，我喝茶陪大家聊天。”用温和的态度表达需求，既维护了关系，也守住了原则。如果遇到嘲讽，那么也可以平静回应：“我减重是为了更健康的生活，希望你能支持我。”理性沟通往往能让对方转变态度。

主动筛选能量圈子

若身边人的负面评价持续影响情绪，则不必强行改变他人，而是主动靠近正能量群体。加入专注健康生活的社群，和志同道合的人交流心得；关注分享减重经验的博主，从他们的故事中汲取力量。当我们被积极的声音环绕，那些负面干扰自然会变得无足轻重。

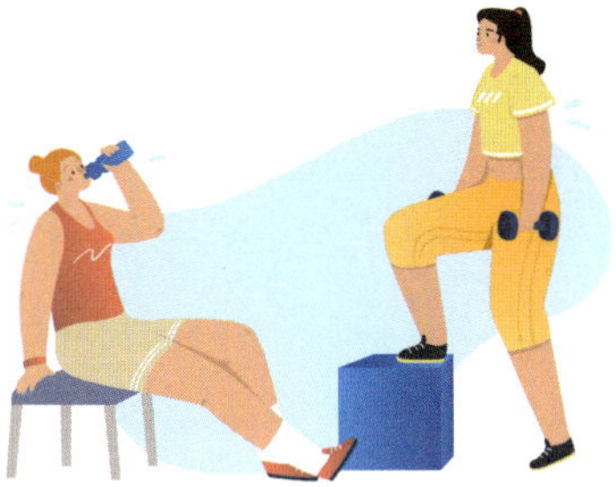

打卡手账

第二节

社交媒体：减重双刃剑

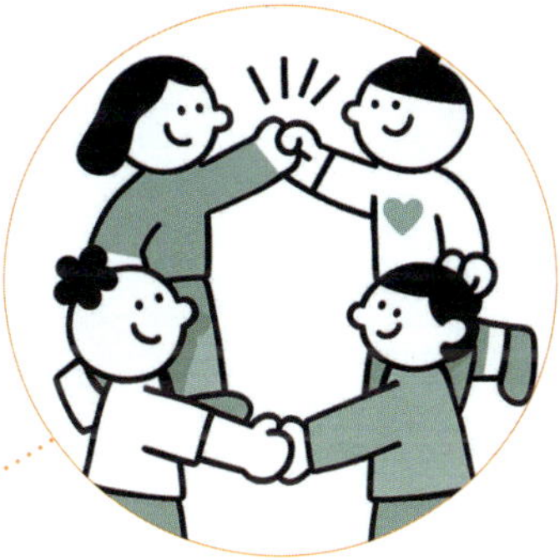

一、社交媒体的积极引导

在当今社会，社交媒体已经成为我们生活中不可或缺的一部分，它在减重过程中也扮演着重要的角色。一方面，社交媒体为我们提供了丰富的减重资源和信息。我们可以关注一些专业的健身博主、营养师，学习他们分享的减重经验、健康食谱和运动技巧。这些信息不仅能让我们获取科学的减重知识，还能为我们提供多样化的减重方法和思路。

同时，社交媒体上的减重打卡社区和挑战活动也能激发我们的参与热情和积极性。参与这些活动，和来自不同地方的人一起打卡记录自己的减重过程，能让我们感受到一种集体的力量。当看到其他人都在努力坚持时，我们也会受到感染，更有动力去完成自己的打卡任务。而且，在这些社区中分享自己的减重心得和成果，还能得到其他成员的鼓励和支持，进一步增强我们的自信心和成就感。

二、避免社交媒体的负面影响

诚然，社交媒体也并非全是积极影响。过度关注社交媒体上的“完美身材”形象，很容易让我们产生身材焦虑。那些经过滤镜美化和精心摆拍的照片，展示出的都是近乎完美的身材，这会让我们不自觉地将自己与之比较，觉得自己不够好。长期处于这种比较的心态下，会严重打击我们的自信心，甚至导致一些人采取极端的减重方法，对身体健康造成危害。

为了避免这些负面影响，我们要学会正确使用社交媒体。首先，调整关注列表，多关注一些倡导健康生活方式、注重内在美的账号，减少那些只展示完美身材的内容对自己的影响。其次，不要盲目相信社交媒体上的减重信息，要学会甄别，确保获取的知识是科学可靠的。最后，提醒自己社交媒体上呈现的不一定是真实的生活，每个人都有自己的优点和不足，不要过分纠结于那些虚拟的完美形象。

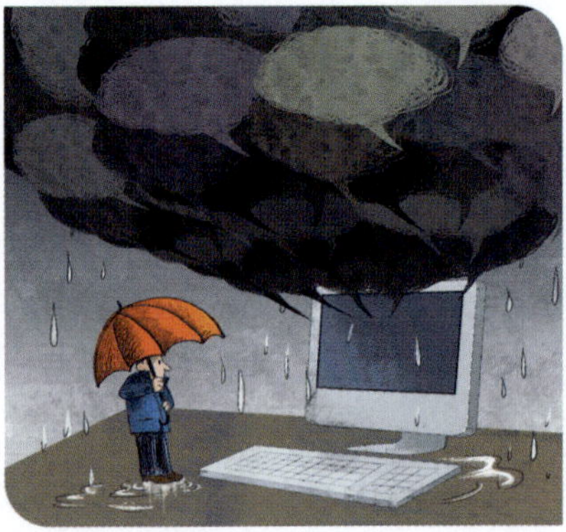

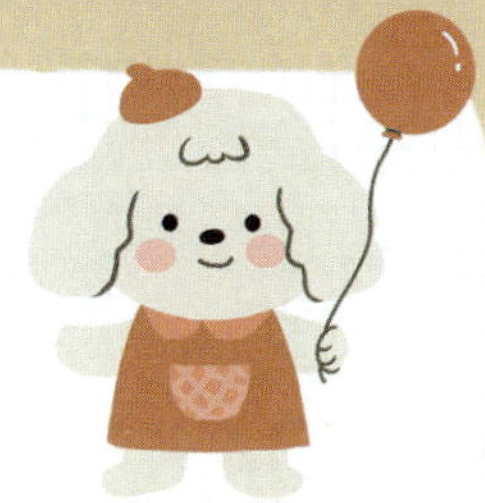

打卡手账

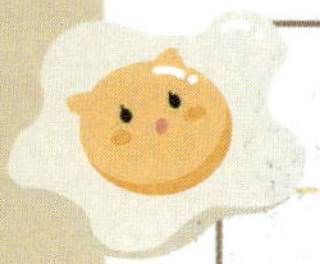

第三节

将家庭作为港湾

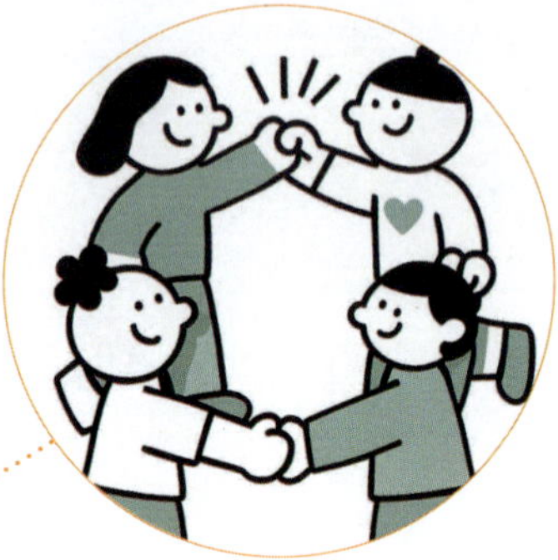

减重从来不是一个人的战斗，家庭作为生活的核心场景，既能成为健康习惯的培育土壤，也可能是挑战的来源。当家人成为同盟，减重就会变成一场充满爱的共同成长。

一、减重路上的“补给站”

家庭的温暖支持，能让减重从“孤独的坚持”变成“幸福的改变”。这种支持体现在三个层面：

情感联结

当你因平台期沮丧时，家人一句“你最近气色好多了”胜过千言万语；当你拒绝聚餐时，伴侣主动说“我们在家做低卡火锅吧”，这种被理解的感觉，能大大降低情绪性进食的冲动。曾有名读者分享，她的女儿每天睡前会摸摸她的肚子说“妈妈的小粮仓在变小哦”，孩子天真的鼓励让她在深夜面对零食时，多了一份温柔的克制。

环境塑造

家人主动调整饮食结构：婆婆开始减少炒菜用油，丈夫把客厅零食换成每日坚果，冰箱里永远有洗好的莓果和切好的蔬菜。这种“无压力健康环境”比独自对抗诱惑容易得多 —— 就像一个妈妈把孩子的辅食碗换成和自己一样的小号餐盘，不知不觉中全家都减少了主食摄入量。

共同参与

周末全家去公园骑行，晚餐后一起跳亲子健身操，甚至分工合作研发健康食谱（如让孩子参与挑选沙拉蔬菜，丈夫负责煎鸡胸肉）。这种“全家总动员”不仅能互相监督，更能让健康生活成为家庭新的情感纽带。有个家庭每周日举办“健康厨艺赛”，孩子负责摆盘，父母比拼低卡创意菜，减重期间全家体重平均下降 2.5 kg，关系也更亲密了。

二、在沟通中寻找“共赢”

当家人暂时不理解或习惯冲突时，避免对抗，试试这三个沟通策略：

用“非暴力沟通”表达需求

不说“你们总做油腻的菜让我很难坚持”，而是“我最近在调整饮食，特别需要你们的支持，比如晚餐能不能加一道清蒸鱼？我来负责做，大家一起尝尝看”。这种“观察 + 感受 + 需求”的表达方式，能减少家人的抵触心理。可以分享体检报告上的健康数据，或者带家人一起看健康纪录片，让他们理解减重不是“爱美”，而是对全家未来的投资。

设计“家庭弹性方案”

如果家人习惯做高热量主食，那么约定“每周三天我来准备杂粮饭，其他时间尊重原有饮食习惯”；遇到节日聚餐，提前和家人商量“我负责带一道低卡甜品，大家一起分享”。有个朋友的做法很巧妙：她给家人买了不同尺寸的餐盘，自己用小号盘，父母用中号，既保留家庭共餐的温馨，又避免了饮食冲突。

接纳差异，聚焦“小改变”

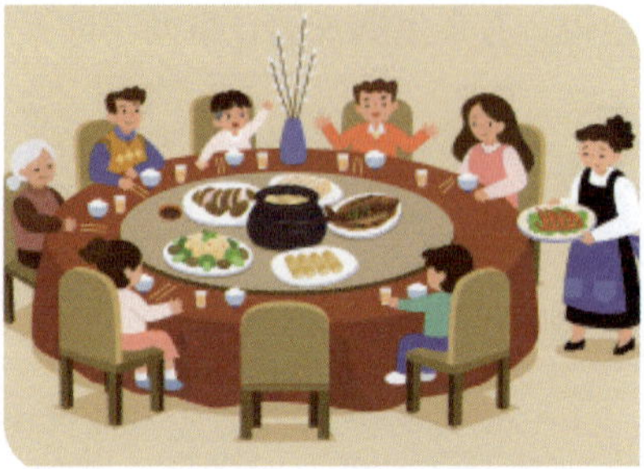

不必强求家人完全配合你的计划，先从“影响圈”入手：比如，爸爸喜欢喝茶，就和他一起研究茶多酚对代谢的好处；妈妈爱跳广场舞，邀请她成为你的运动搭子。我的一个朋友，她的父亲最初反对她减重，认为“健康就好”，她没有争论，而是每天晚饭后主动陪父亲散步，三个月后父亲发现自己的血糖也下降了，反过来支持她的计划。

三、打造“家庭健康共同体”

召开“家庭健康会议”

每月一次轻松的家庭聊天，分享各自的健康小目标（如爸爸想戒啤酒，妈妈想早睡，孩子想多吃蔬菜），互相制订支持计划：孩子监督爸爸每周喝啤酒不超过 2 次，妈妈负责准备全家的早餐杂粮粥和凉拌菜，形成“每个人的目标都被看见”的氛围。

设计“家庭健康挑战”

比如“21 天全家拒糖挑战”：每天晚餐后全家一起准备第二天的健康零食（如烤鹰嘴豆、冻酸奶块），完成挑战后一起去动物园或博物馆作为奖励。这种游戏化的方式，让改变充满乐趣，孩子和老人也能自然参与。

建立“家庭支持清单”

每人写下“我需要家人的支持是……”和“我能为家人做的是……”：

妻子：需要丈夫晚上不买夜宵回家；能为丈夫准备健身后的蛋白粉奶昔。

丈夫：希望妻子提醒自己少抽烟；能陪妻子一起晨跑。

孩子：想要爸爸妈妈少点外卖；可以帮忙洗菜、摆餐具。

这份清单贴在冰箱上，让支持变得具体可见，减少猜测和误解。

打卡手账

第四节

寻找减重路上的盟友

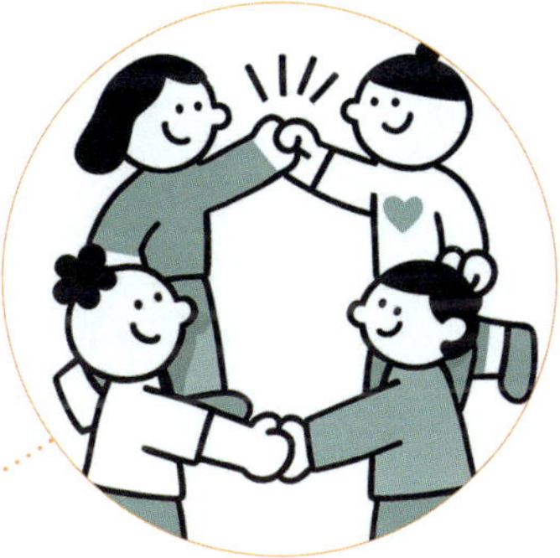

一、朋友陪伴的激励效果

朋友在减重过程中可以成为我们最得力的盟友。和朋友一起减重，能让整个过程变得更加有趣和轻松。你们可以互相分享减重的小窍门、互相监督饮食和运动计划的执行情况。当你想要偷懒或者放弃的时候，朋友的鼓励和督促能让你重新振作起来。例如，和朋友约定每天一起晨跑，当你某天不想起床时，想到朋友还在等你，就会有动力克服困难，坚持下去。

而且，朋友之间的陪伴能让减重变得不再枯燥。一起参加健身课程、互相分享减重过程中的趣事，都能让减重充满乐趣。这种积极的氛围能让我们更享受减重的过程，而不是把它当成一种痛苦的任务。从心理学上来说，朋友之间的陪伴和互动能满足我们的社交需求，同时也能增强我们的责任感，因为我们不想让朋友失望，所以会更努力地坚持。

二、朋友间的减重差异

朋友之间在减重过程中可能会存在差异，比如减重目标、方法和进度都不尽相同。这些差异有时可能会引发一些小矛盾。比如，你注重健康饮食，而朋友更倾向于通过大量运动减重，在聚餐时就可能会出现分歧。面对这种情况，我们要尊重朋友的选择，同时也要坚持自己的原则。可以和朋友一起探讨不同减重方法的优缺点，互相学习，找到一个适合双方的平衡点。

如果在减重进度上存在差异，那么也不要互相攀比。每个人的身体状况和生活习惯都不同，减重的速度自然也会有所差异。重要的是，我们都在朝着健康的方向努力。可以互相鼓励，分享彼此的进步和经验，共同成长。

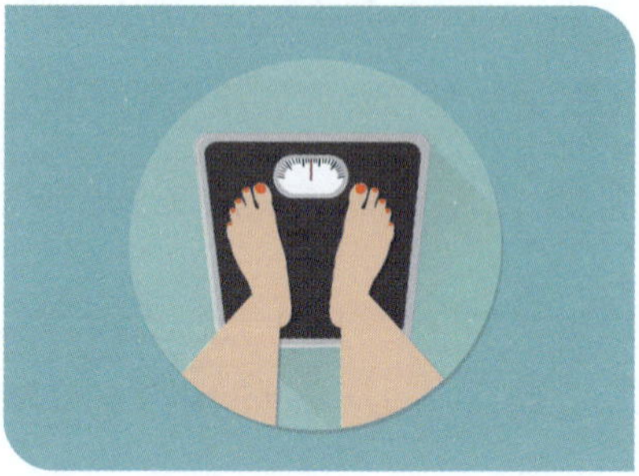

打卡手账

第五节

建立减重支持网络

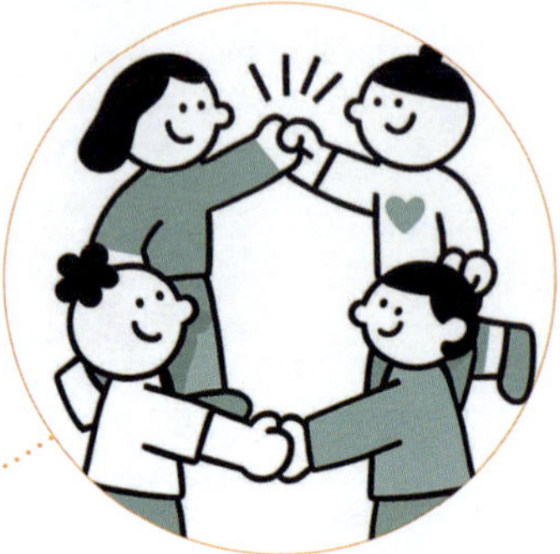

一、组建多元团队

为了在减重过程中获得更全面的支持，我们可以整合身边的资源，组建一个多元化的减重支持网络。这个网络可以包括家人、朋友、同事，也可以加入一些减重社群或咨询专业的营养师、健身教练。家人能给予我们情感上的支持和生活上的照顾，朋友能陪伴我们一起运动和分享心得，同事能在工作场合给予理解和配合，减重社群能提供广泛的信息和经验交流平台，而专业人士则能为我们提供科学的指导和建议。

在组建这个支持网络时，要明确每个人扮演的角色和作用。比如，邀请擅长烹饪的朋友分享健康食谱，让有健身经验的同事指导运动动作，向营养师咨询饮食搭配问题等。通过整合这些不同的资源，我们能获得更全面、更专业的支持，让减重之路更加顺畅。

二、保持积极互动

建立支持网络只是第一步，维护这个网络同样重要。我们要保持与支持团队成员的积极互动，定期分享自己的减重进展、遇到的困难和取得的成果。当别人给予帮助和支持时，要及时表达感谢，让他们感受到自己的付出是被认可和重视的。同时，也要主动关心支持团队中的其他成员，在他们需要帮助时伸出援手。

可以定期组织一些与减重相关的活动，比如家庭健康烹饪比赛、朋友间的健身挑战等，通过这些活动增强彼此之间的联系和互动。这样不仅能让减重支持网络更加稳固，还能让大家在互动中获得更多的乐趣和动力，共同在减重的道路上走得更远。

在减重这场身心兼修的旅程中，人际关系是我们不容忽视的重要力量。积极的人际互动、家人朋友的支持、正确看待外界的方式及对社交媒体的合理利用，都能成为我们减重路上的强大助力。它们就像一束束温暖的光，照亮我们前行的道路，让我们在减重的过程中不再孤单，不再焦虑。

当我们学会借助人际关系的力量，把周围的人都变成我们减重的支持者和陪伴者，减重就不再是一件痛苦的事情，而是一个充满爱与温暖的成长过程。在这个过程中，我们收获的不仅仅是体重的下降和身材的改变，更是内心的强大和情绪的稳定。

打卡手账